积水潭医院运动损伤
护理和康复

U0231967

顾　　问　冯　华　姜　春

名誉主编　鲁雪梅

主　　编　张　爽　鲁　楠　彭贵凌

编　　者（按姓氏笔画排序）

马子君　王　迪　王小乐　石新春

朱　丽　刘　倩　刘　蕊　刘晓华

安　惠　李　旭　吴　娟　张晓婕

季　鑫　周春英　胡　雨　陶　莉

绘　　图　刘国华

北京科学技术出版社

图书在版编目（CIP）数据

积水潭医院运动损伤护理和康复 / 张爽，鲁楠，彭贵凌主编 . — 北京：北京科学技术出版社，2022.3

（积水潭医院护理和康复丛书）

ISBN 978-7-5714-1994-3

Ⅰ.①积… Ⅱ.①张… ②鲁… ③彭… Ⅲ.①运动性疾病–损伤–护理②运动性疾病–损伤–康复 Ⅳ.①R873

中国版本图书馆CIP数据核字（2021）第262884号

责任编辑：杨　帆		电　　话：0086-10-66135495（总编室）		
责任校对：贾　荣		0086-10-66113227（发行部）		
图文制作：北京永诚天地艺术设计有限公司		网　　址：www.bkydw.cn		
责任印制：吕　越		印　　刷：北京宝隆世纪印刷有限公司		
出 版 人：曾庆宇		开　　本：787 mm × 1092 mm　1/16		
出版发行：北京科学技术出版社		字　　数：200千字		
社　　址：北京西直门南大街16号		印　　张：10.75		
邮政编码：100035		版　　次：2022年3月第1版		
ISBN　978-7-5714-1994-3		印　　次：2022年3月第1次印刷		

定　　价：98.00元

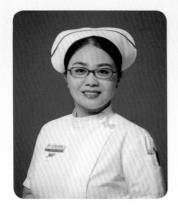

张 爽

主管护师，中共党员。从事骨科临床护理、运动医学专科临床护理工作多年，具有扎实的理论基础和丰富的临床经验。曾担任北京积水潭医院运动损伤科科研秘书，期间辅助科主任完成骨科重点专科申报和运动损伤重点专科申报及多本论著的编写和校对工作。2010年至今担任北京积水潭医院运动损伤科病房护士长。以第一作者在国内核心期刊发表论文5篇，合作撰写论文共计20余篇。参与编写《骨科临床护理思维与实践》《骨科用具护理指南》《骨科护士应知应会》《骨科支具护理规范化操作》等多部书籍。拥有实用新型发明专利1项。兼任中国医学救援协会运动伤害分会关节运动伤害学组委员，以及中国医疗保健国际交流促进会骨科分会护理学组委员。

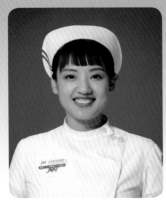

鲁 楠

主管护师，硕士研究生，中共党员。从事骨科临床护理、运动医学专科临床护理工作多年，在骨科临床护理、护理科研、教学等方面具有较强的理论基础和较丰富的实践经验。能够熟练地用英语进行国际学术交流，曾多次担任学术会议的同声传译工作。以第一作者在国内核心期刊发表论文3篇，合作撰写论文共计10余篇。参与编写《骨科临床护理思维与实践》《骨科用具护理指南》《骨科护士应知应会》《骨科支具护理规范化操作》等多部书籍。拥有实用新型发明专利1项。承担北京市级科研立项1项，并担任主要负责人。兼任中华医学会创伤学分会护理委员会青年学组委员。

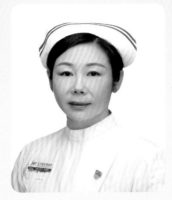

彭贵凌

主管护师，中共党员。北京积水潭医院创伤骨科总护士长，北京护理学会骨科专业委员会秘书，中国脆性骨折联盟委员，中华护理学会骨科专业委员会专家库成员，北京围手术期医学研究会常务理事，中国老年学和老年医学学会老年骨科分会护理学组第一届委员会副组长，中国医疗保健国际交流促进会加速康复外科学分会护理康复学组副组长。主编《积水潭创伤骨科护理》《积水潭骨科疼痛管理》，主译《脆性骨折护理》。

序　言

运动损伤专业作为骨科中的亚学科，在近半个世纪内发生了巨大的变化，新的技术和理念不断涌现和更新，以关节镜微创技术为鲜明特色的手术技术带动了诊治水平的进步。与之息息相关的护理工作也因此具有与传统骨科不尽相同的特色。

"提高生活质量、恢复运动水平"，这一理念体现了现代运动医学面临的挑战。这样的高标准也需要骨科临床护理工作者不断探索和学习，为之努力。北京积水潭医院运动损伤科的护理工作者在张爽护士长的带领下，通过多年的临床实践，并不断吸取国际先进护理经验，逐步摸索出了一套符合国人特点、符合骨科护理原则且具有专业特色的骨科运动损伤相关疾病的护理方案。

本书主要针对运动损伤和近年来关节镜领域的常见疾病和主流手术进行阐述，从简单的半月板损伤到复杂的关节脱位，涵盖了肩、肘、膝、踝、髋等 5 个常见病损关节，涉及软组织损伤和骨性损伤，内容包括关节镜微创手术和切开手术的护理与康复，将临床护理工作中纷繁复杂的细节和系统的护理方案加以总结，突出了实用性。

在繁重的工作之余，北京积水潭医院运动损伤科的护理工作者对于本书的编写质量孜孜以求。他们搜集了国内、国际大量的相关资料，字字句句地进行斟酌，精心挑选和绘制每幅插图，希望将临床护理工作的体会和培训经验以最佳的形式呈现给从事运动损伤护理工作的同道们。本书的出版饱含着所有参编者辛勤的付出。

运动损伤专业是骨科的新兴专业，随着我国运动损伤和关节镜专业的普及，相信在不久的将来，相关的护理工作会向着更专业化的方向发展。骨科运动损伤专业的发展前景为护理工作者提供了足够大的空间，只要肯付出努力，相关的临床护理和研究工作必将不断进步。谨以此书与广大护理界同道们共勉！

冯华

北京积水潭医院运动医学科

2018 年 12 月 18 日

北京积水潭医院运动损伤关节镜的发展概况

自 20 世纪 70 年代末，关节镜技术在北京积水潭医院从无到有，不断发展。时至今日，在这支强大的"骨科军团"当中，这一技术已成为不可缺少的"重要装备"。作为护理人，我们与医生共同经历了关节镜技术发展的点点滴滴。然而，在收获成果之际，我们更应饮水思源，不忘前辈们曾经的不懈努力，继承传统，使运动损伤专业的发展稳步前进。

北京积水潭医院的运动医学和关节镜技术源于创伤骨科。

20 世纪 70 年代末，北京积水潭医院创伤骨科副主任翟桂华教授首次引入渡边 21 型关节镜设备并将其用于膝关节病损的检查，也因此成为北京积水潭医院第一代关节镜人。1981 年，翟桂华教授在《中华骨科杂志》第 1 卷第 1 期发表了题为《膝关节镜检查在膝关节损伤诊断中的应用价值（附 52 例病例报告）》的学术论文，这是当时国内第一篇在核心期刊上发表的有关关节镜技术应用方面的文献。此后，关节镜技术逐渐得到了国内同行的广泛关注。

20 世纪 90 年代后期，继翟桂华教授之后，北京积水潭医院的关节镜技术迅猛发展，"关节镜微创技术与运动创伤专业组"和"肩关节外科专业组"相继成立并展开工作。

1999 年 1 月，北京积水潭医院高波主任作为北京积水潭医院第二代关节镜人带领当时的主治医师冯华及洪雷等医师正式开始专业化的关节镜工作。创伤骨科为他们配备了 4 张病床，以便于专门研究膝关节镜的诊疗技术。那 4 张病床就是现今北京积水潭医院运动损伤科的雏形。短短几年时间，北京积水潭医院的膝关节镜诊疗技术已逐渐趋于成熟。

北京积水潭医院肩关节外科专业组则以姜春岩主任为核心，以肩部骨折为切入点，开始了肩关节外科的专业化工作。

北京积水潭医院创伤骨科耿向苏主任、冯华主任和姜春岩主任作为北京积水潭医院的第三代关节镜人，将国外先进的现代关节镜技术与运动损伤的诊疗理念灵活应用于临床。与此同时，医院也开设了专科病房，设立了专科门诊，建立了正规的复查随访制度。由此，北京积水潭医院的多项技术空白得到了填补。

2002—2009 年，运动损伤性疾病的诊治和关节镜技术在北京积水潭医院迅猛发展。2005 年 10 月，由创伤骨科"关节镜微创技术与运动损伤专业组"和"肩关节外科专业组"共同组成的北京积水潭医院运动损伤科正式成立。与此同时，科室还与国家体育总局建立了专业运动员就诊的绿色通道，并积极参与到国家级运动队的医疗保障工作中。

2008 年，在医院和科室领导的信任与支持下，冯华主任正式成为北京积水潭医院运动损伤科的行政主任。作为科室的学术带头人，冯华教授着眼于与国际接轨，科室内的医生全部经过国际化的专业技术培训，并定期参加国际学术交流活动。

经过 20 余年的时间，运动医学和关节镜技术终于在北京积水潭医院正式"扬帆起航"。最初设立的两个专业组也通过不断的探索、钻研，在各自领域取得了长足的进步。关节镜技术的逐渐成熟及患者数量的不断增多为临床诊疗工作的继续发展打下了坚实的基础；规范化评估体系的不断完善及科研方法的不断创新更为医院学术实力的提升创造了良好的条件，得到了院领导的肯定，更在患者当中赢得了良好的口碑。

通往国际化的道路并不平坦。但凭着医务工作者"精诚、精益、精心"的工作作风，运动损伤科也逐渐形成了自身"进取、凝聚、责任"的科室形象和文化，无论是临床还是科研都取得了令人欣慰的成绩。医、教、研工作得到全面提升，科室人才梯队逐步完善。

如今的运动损伤科拥有医生 13 名，病床 48 张，年手术量近 3000 例，诊疗范围包括肩、肘、髋、膝、踝关节的各类运动损伤性疾病。在国内的关节镜技术队伍当中，北京积水潭医院的运动医学科无疑是一支中坚力量。同时，我们也正沿着国际化的道路不断努力着。

目　录

第三篇　上肢运动损伤性疾病的护理

第一篇

运动损伤护理总论

第一章 关节概述

第 1 节
关节稳定性的维持

一、维持关节稳定性的 3 个因素

多数关节的稳定性依靠 3 个因素，即骨骼、韧带和肌肉来维持。骨骼和韧带维持关节稳定和平衡的作用为静力平衡，肌肉维持关节稳定和平衡的作用为动力平衡。

（一）骨骼

大部分关节两个邻近的关节面相互吻合，周围的关节囊将两骨端包围并连成一体。杵臼式关节要比其他形式的关节稳定，而且相吻合的两关节面的角度值越大，关节越稳定。例如，髋关节的股骨头关节面与髋臼关节面的角度值平均为 180°，所以很稳定；而肩关节的肱骨头关节面的角度值约为 135°，关节盂的角度值仅为 75° 左右，因此肩关节的稳定性远不如髋关节。

（二）韧带

韧带不仅是骨与骨之间的连接带，还参与维持关节在运动状态下的稳定性。有的韧带就是关节囊的增厚部分，称为关节韧带；有的位于关节囊以外，称为关节外韧带；也存在关节内的韧带，如膝关节前交叉韧带。

关节在运动时，总是在一定的方向上受到相应韧带的制约，以使关节的活动保持在正常的生理范围以内。例如，髋关节伸展时，髂股韧带紧张以防止其过伸；膝关节前交叉韧带限制胫骨的前移；踝关节内（外）侧副韧带在距下关节处于充分外翻（内翻）时紧张，以防止距下关节超出其生理的外翻（内翻）范围。

韧带不仅可以被动地限制关节超出生理范围的活动，还通过韧带内的末梢

感受器和受到张力时的反射作用，经神经中枢而启动神经－肌肉反馈通路，活化肌肉的拮抗作用。例如，当距下关节极度内翻时，踝关节外侧副韧带紧张，既被动地限制其继续内翻，又通过反射，使外翻肌组（腓骨长肌、腓骨短肌）收缩以纠正其内翻，防止这一可能导致踝关节骨折脱位的危险动作发展下去。

（三）肌肉

肌肉既是运动关节的动力源，又是在运动中维持关节稳定性的重要因素。它通过以下两种方式来维持关节的稳定性。

1. **拮抗** 使运动关节向某一特定方向运动的肌肉称为主动肌，使运动关节向相反方向运动的肌肉称为拮抗肌。例如，屈肘运动时，肱三头肌是屈肘肌的拮抗肌。拮抗肌对主动肌所进行的运动可以起到缓冲作用，以维持关节在该运动中的稳定性，并防止关节因突然的暴力运动而发生损伤。

当关节顺地心引力运动时，行反向运动的肌肉收缩以拮抗重力、维持关节的稳定性，拮抗肌反而成为主动肌。例如，人在自然站立位下屈肘时，是在逆地心引力运动；而自屈肘 90° 位伸肘时，则为顺地心引力运动，其主动肌不是肱三头肌，反而是屈肘肌；当下蹲时，屈膝运动的主动肌不是腘绳肌，反而是其拮抗肌——股四头肌，腘绳肌则辅助臀大肌以逐渐相应地屈髋，伸髋肌反而成为屈髋的主动肌。

2. **协同** 双关节或多关节肌肉为了有效地运动某关节，需使另一关节稳定在一定的位置或进行反方向的运动。完成这一稳定作用或反向运动的肌肉称为协同肌。例如，腘绳肌为通过髋关节和膝关节的双关节肌，其作用为屈膝关节和辅助伸屈髋关节；股直肌也是通过髋关节和膝关节的双关节肌，其作用为伸膝关节和辅助屈髋关节。当屈膝时，需由屈髋肌（包括股直肌）将髋关节稳定在屈曲位，或使其做屈曲运动，这样腘绳肌才能得以充分发挥作用；当自坐位站起时，股四头肌伸膝，腘绳肌辅助伸髋，两者均处于有利的长度－张力关系中，并相互稳定另一关节，两者互为协同肌。

二、各主要关节稳定性的维持

（一）肩关节

肩关节的骨性接触不严密，关节盂浅，其周缘的关节盂唇有加深关节腔的作用。由于关节盂浅、关节囊松弛，因此肩关节具有较大的活动范围。其在运动中的稳定性依靠静力和动力稳定结构来维持。因为缺乏骨性稳定结构，所以其是人体大关节中最常脱位的关节。

1. 静力稳定结构——盂肱关节的关节囊

（1）盂肱关节的关节囊起于关节盂颈部，止于肱骨近端。关节囊增厚部分包括盂肱上韧带、盂肱中韧带和盂肱下韧带。

（2）关节囊韧带在肩关节活动范围最大时拉紧，对于控制和维持关节稳定性起作用。但是，它们对肩关节的稳定作用有限，肩关节稳定性的维持还需通过动力稳定结构来完成。

2. 动力稳定结构——肩袖　动力稳定结构包括肩关节周围所有肌肉组织，其中肩袖发挥着重要作用。肩袖由以下 4 条肌腱组成：冈上肌肌腱、冈下肌肌腱、小圆肌肌腱和肩胛下肌肌腱。所有的肩袖肌均起自肩胛骨，止于肱骨大结节和肱骨小结节。

（二）膝关节

膝关节为全身最大的关节，其前、后交叉韧带及内、外侧副韧带在维持膝关节的稳定性方面起着重要作用。前、后交叉韧带不仅有防止胫骨向前、向后移位的作用，也有限制膝关节内翻、外翻和旋转的作用。侧副韧带除了可防止内翻和外翻外，内侧副韧带尚可限制外旋。膝关节的稳定性是由静力与动力稳定结构共同来维持的，关节囊也有一定的维护作用。

1. 静力稳定结构　包括关节囊、韧带、半月板及关节的骨性轮廓。

2. 动力稳定结构　包括膝关节周围的 11 块肌肉。

（三）肘关节

肘关节为铰链关节，其生理的屈伸运动除依赖骨骼本身实现静力平衡之外，主要由伸肘肌（主要是肱三头肌）与屈肘肌（肱二头肌、肱肌及肱桡肌）的相互拮抗以达到动力平衡。

（四）髋关节

髋关节的骨性结构构成了较稳定的杵臼式关节，且其周缘有盂唇来加深关节腔，并具有坚强的韧带，即髂股韧带、耻股韧带和坐股韧带。髂股韧带限制过伸和内收，坐股韧带限制过伸、外展和内旋，耻股韧带限制外展和外旋。

（五）踝关节

踝关节由胫骨下端、腓骨下端和距骨组成，其形成的榫状结构将距骨夹持在其中，是较稳定的关节因素。

距下关节的运动是内翻和外翻，距骨与胫骨形成一体，相对跟骨运动。站立时，维持平衡的主要动力是距下关节的内翻肌，尤其是胫骨后肌。由于踝关节不容许内翻和外翻运动，当超过距下关节生理范围的内翻和外翻运动传导至踝关节时，其外侧副韧带和内侧副韧带就会起到限制和稳定踝关节的作用。

第 2 节
关节内的特殊结构

一、关节软骨

关节软骨是覆盖于关节表面，含较少细胞成分、无血管、无淋巴管、有较致密的胶原与糖蛋白基质的一层光滑结缔组织，其主要功能是帮助关节进行顺滑、无痛的功能活动。关节软骨损伤并不少见，各种损伤、炎症和退变均可引起不可逆性软骨损伤。由于软骨组织无血供且软骨细胞被包绕在软骨基质中，软骨损伤后的自然修复能力有限。

二、关节内软骨

在膝关节等关节内有独立的关节内软骨，又称软骨盘。膝关节内的关节内软骨称为半月板。关节内软骨为纤维软骨，主要由软骨细胞及胶原组成。膝关节半月板并非像过去认为的那样无血供。其损伤后的治疗应根据有无血供区别对待（参见第四章"半月板损伤的护理"）。

关节内软骨的主要作用是填充部分关节间隙，使关节的 2 个关节面更加适应，从而既可增加关节的稳定性，又可增加关节的活动轨迹，同时有吸收震荡、分散应力的作用。

三、关节盂唇

少数关节（如肩关节、髋关节）的关节窝周围附着着一层环形的纤维软骨，此为关节盂唇。关节盂唇牢固地附着在其基底的骨质上，有加深关节窝、增加关节的稳定性、利于关节润滑和运动的作用。关节盂唇的游离缘无血供，主要依靠滑液营养，一旦损伤，自身修复能力差。

第二章 运动损伤科关节镜手术范畴及术后康复

第1节
运动损伤科关节镜手术范畴

关节镜手术没有绝对的适应证和禁忌证。轻微的关节紊乱经非手术治疗有效，一般不建议进行关节镜手术。当局部存在皮肤感染而可能危及关节时或远处部位的感染可能经血液播散至手术部位时，禁忌行关节镜手术。另外，若存在严重的内科疾病，手术风险过高时也不宜行关节镜手术。

一、膝关节镜手术适应证

（1）关节内紊乱，包括半月板损伤、游离体、滑膜软骨瘤病、剥脱性骨软骨炎、关节内肿物、滑膜炎、韧带损伤。

（2）化脓性关节炎的冲洗治疗。

（3）骨关节炎的诊断、检查和治疗。

二、肩关节镜手术适应证

（1）粘连性关节囊炎。

（2）肩关节不稳定。

（3）韧带、肌腱损伤。

（4）滑膜、游离体切除。

三、踝关节镜手术适应证

（1）滑膜病变。

（2）关节游离体。

（3）距骨骨软骨炎。

（4）韧带损伤。

四、肘关节镜手术适应证

（1）关节游离体。

（2）肱骨小头病变。

（3）关节粘连、挛缩。

（4）关节软骨、骨软骨病变。

（5）滑膜疾病。

（6）肌腱止点炎症。

五、髋关节镜手术适应证

（1）关节游离体。

（2）股骨髋臼撞击症。

（3）盂唇损伤。

（4）圆韧带损伤。

（5）髋关节旋转袖损伤。

（6）弹响髋。

第 2 节
关节镜微创术后康复

一、目的

关节镜微创手术十分有利于早期进行康复锻炼。康复的目的主要是尽可能恢复正常的关节活动度、正常的肌力和正常的关节稳定性。关节镜微创手术后科学、合理的康复锻炼可以增强患者对手术和创伤的适应能力，促进损伤组织愈合，加快功能恢复，其最终目的是使受伤者尽早恢复功能。

如前文所述，多数关节的稳定性依靠 3 个因素（即骨骼、韧带和肌肉）来维持。骨骼和韧带维持关节稳定和平衡的作用为静力平衡，肌肉维持关节稳定和平衡的作用为动力平衡。对于骨骼和韧带损伤的患者，必须十分重视有关肌肉的功能锻炼。

关节镜微创术后康复的目的包括以下 4 个方面。

1. **促进肿胀消退**　损伤后的局部肿胀是外伤性炎症反应的表现之一，若能在局部固定的基础上，逐步进行适量的肌肉收缩，将有助于血液循环，促进肿胀的消退。

2. **减轻肌肉萎缩的程度**　损伤造成的肢体失用必然会导致肌肉萎缩，即使做最大的努力去进行功能锻炼也难以完全避免，但在程度上却会有很大的差别。

3. **防止关节粘连和僵硬**　关节发生粘连乃至僵硬的原因是多方面的，但其最重要的原因是肌肉不活动。如果从治疗之初便十分重视功能锻炼（既包括未固定关节充分的自主活动，也包括固定范围内肌肉的等长收缩），关节的粘连和僵硬是可以避免的。

4. **恢复关节的本体感觉**　康复锻炼可以促进关节本体感觉的恢复，有利于恢复关节的协调运动。

二、术后康复的基本原则

1. **个体化**　根据患者的性别、年龄、受伤特点、功能水平及体质等因素制订康复计划，或者适时调整康复计划。

2. **全面康复**　全面康复既要恢复局部功能，又要考虑提高全身整体功能和身体素质。

3. **循序渐进**　运动疗法的目的是改善患者的躯体功能，提高适应能力。因此，在实施运动处方时，内容上应该由少到多，程度由易到难，运动量由小到大，使患者逐渐适应。

4. **正确使用保护性支具**　使用支具的目的是支撑体重、协调或代替肢体的功能、防止不随意运动及预防和矫正畸形。支具对关节的康复起到很好的作用，在不损伤组织的情况下，可在一定角度内进行关节活动，防止关节粘连。

三、术后康复的锻炼方法

主动活动与被动活动应该是主从关系，主动活动是锻炼的根本，被动活动则是前者的准备与补充。被动活动既不应该、也不可能替代主动活动。只有依靠主动活动，才能取得防止肌肉萎缩、恢复肌肉张力、协调肌肉间的支配能力等效果。因此，应以主动活动为主，以被动活动为辅，鼓励进行有利于主动锻炼的被动活动，不利于主动锻炼的则必须禁止。有助于主动锻炼的被动活动如下。

1. **理疗**　对损伤部位以远的肢体进行按摩，有助于消除肿胀和解除肌肉痉挛，为主动锻炼做准备。

2. **关节的被动活动**　对未僵硬的关节进行轻柔的被动活动，可预防肌肉粘连、关节挛缩和畸形的发生。这种被动活动只需少量即可，但必须达到最大幅度。

3. **挛缩肌腱的被动牵长**　肌腱挛缩既影响该肌肉本身的作用，也限制所支配关节的反向运动。通过逐渐增加的、重复的、缓和的被动牵拉，可使挛缩的肌腱拉长。

4. **僵硬关节的手法治疗**　当关节内的粘连完全机化、关节的僵硬已定形时，依靠主动活动无法改善。为了创造锻炼的条件，可以手法撕断瘢痕组织。但实施这种手法前必须做好充分准备，严格掌握适应证。操作时手法缓和，术后尽早进行主动的功能锻炼，且这种手法在短期内不应一再重复。

5. **关节功能练习器的应用**　可应用于膝关节、肘关节术后，将患肢置于练习器上进行关节的被动活动。

第三章　运动损伤专科护理

第1节
疼痛管理

一、概述

疼痛的最新定义：与实际或潜在组织损伤相关，或类似的令人不快的感觉和情感体验。国际疼痛研究协会世界疼痛大会（IASP）对定义做了6项解释。①疼痛是受到生物学、心理学及社会因素的不同程度影响的个人体验。②疼痛与伤害感受不同，不能仅凭感觉神经元的活动来推断疼痛。③人们可以通过生活经验感知疼痛。④对于疼痛的主诉应该被尊重。⑤虽然疼痛通常是一种保护性感受，但它可能对功能、社会和心理健康产生不利影响。⑥以语言描述疼痛仅仅是表达这种感受的众多方式之一，不表达不代表人类或动物不存在疼痛感受。疼痛被列为继体温、呼吸、脉搏、血压之后的第五大生命体征。

药物治疗是骨科疼痛康复的基础治疗之一。非甾体抗炎药（NSAIDs）是临床最常用的镇痛药，但对其危害性应有充分的认识。阿片类药物不仅适用于癌性疼痛的治疗，对创伤性疼痛和神经源性疼痛也有良好的效果，应充分意识到恐阿片症是慢性疼痛治疗不充分的主要原因。适当的给药途径可减轻药物不良反应，增加患者的顺应能力。多模式或平衡镇痛可全方位地阻滞伤害性刺激的传导，减少单一药物剂量，减轻不良反应，并使患者较少产生耐受性。

（一）常用镇痛药的分类

1. **非阿片类镇痛药**　主要指非甾体抗炎药。常见药物有双氯芬酸钠、布洛芬、美洛昔康、塞来昔布、氯诺昔康、吲哚美辛、阿司匹林等。

2. **麻醉性镇痛药**　主要指阿片类镇痛药。常见药物有硫酸吗啡控释片、芬太尼、羟考酮、曲马多等。阿片类制剂的传统代表药是吗啡、哌替啶和可待因。盐酸曲马多为弱阿片类药物。

3. **辅助性镇痛药** 主要为抗抑郁药和抗焦虑药。常见药物有阿米替林、地西泮等。

4. **解痉肌松药** 主要药物有氯唑沙宗、乙哌立松、巴氯芬等。

5. **营养类药物** 主要包括维生素类、神经营养类、抗骨质疏松类药物。主要药物有维生素 E、维生素 D、维生素 B_1、维生素 B_{12}、甲钴胺、神经生长因子、二膦酸盐、降钙素等。

（二）镇痛药的给药方式和用药原则

1. **按时给药** 应根据疼痛的程度、发作规律及首次有效镇痛时间，按时给予镇痛药，以维持药物在血液中的浓度，将疼痛刺激控制在痛阈以下。

2. **按阶梯用药** 一般首先使用非阿片类药物；如果所用药物、剂量及用法不能达到镇痛效果，可加用弱阿片类药物；如果两者合用后仍不能镇痛，则可以使用强阿片类药物。

3. **联合用药** 对中、重度疼痛，最好使用 2 种以上镇痛药，这样可以减少其用量及不良反应，增强镇痛效果。

4. **交替用药** 长期反复使用同一种镇痛药，身体会产生耐药性，不应依靠增加剂量来实现镇痛效果，应及时改用其他镇痛药。

5. **药物剂量由小到大** 根据实际需要，在确保安全的前提下，药物剂量由小到大，直到取得镇痛效果为止。

6. **避免不良反应** 应严格遵照药品说明书规范化使用镇痛药，积极预防镇痛药不良反应的产生。

7. **不能过分依赖镇痛药** 对于许多骨科疼痛性疾病，治疗原发病是关键所在。镇痛的目的是减轻患者的痛苦和减少疼痛所带来的并发症，最佳的镇痛方法是去除疼痛源。

（三）疼痛的心理因素

疼痛是临床上最常见的症状之一，也是医生诊断的重要依据，但是由于疼痛缺乏客观指标，一般只能将患者的主诉作为诊断的依据。疼痛是一种个人感受，像人们所尝到的糖的甜味一样，是必须通过个人述说才能使别人知道的一种主观状态。因此，从这个意义上讲，疼痛带有主观性。目前人们尚不能利用仪器准确地把疼痛程度测量出来，但它是某种"存在"的反应，不是纯粹主观自生的，从这一点来说，疼痛也是客观存在的一种现象。影响疼痛的心理因素包括如下几个方面。

1. **社会文化因素**　社会文化因素能够影响人体的痛阈。不同种族的人对疼痛的耐受力也有明显的差异。

2. **人际关系因素**　人际关系可影响患者的疼痛感受。当对患者很重要的人对患者反复强化疼痛体验时，其会对患者的疼痛感受产生明显的影响。有时甚至家庭、财务状况等变化也会影响患者的疼痛体验。

3. **人格**　人格的不同也会导致痛阈的差异，以及对疼痛的表达方式和反应的不同。谨慎、易紧张的患者倾向于过度述说疼痛。对于情绪易焦虑者，疼痛的体验会比一般人强烈得多，甚至仅仅是对疼痛的预期就可以提高焦虑水平，从而加重疼痛。

4. **既往经历**　通常认为患者既往的成长环境及曾经所处的特殊环境都会对患者的痛觉产生影响。

5. **注意力**　如果一个人的注意力集中到疼痛的体验上，此时他感知的疼痛要比平时强烈，因为此时他的痛阈可能会降低，这就是为什么很多癌性疼痛患者常对医生说夜晚的疼痛感比白天重。但是，分散注意力仅在疼痛强度不变或缓慢增强时有效，如果疼痛发生得很突然或疼痛感尖锐，疼痛者就来不及用分散注意力的方法来控制疼痛。

6. **情绪状态**　恐惧、焦虑、失望可使人对疼痛的敏感性增强，而兴奋、有信心可使人对疼痛的敏感性降低。

7. **受教育程度**　文化在人类对疼痛的感受和反应中起着重要作用。一般文化水平较高的人更易于接受药物和暗示治疗，而文化水平较低者对药物和暗示治疗的接受程度较差。

（四）疼痛的鉴别诊断和治疗

1. **鉴别诊断** 遇到疼痛患者时，首先应该努力区分是功能性的疼痛还是器质性的疼痛，这通常可通过详细询问病史、体格检查、实验室检查及心理评定量表来明确。

2. **治疗方法** 疼痛的处理对策是查明疼痛的原因，并采取适当的措施来消除疼痛。躯体损害或功能失调引起的疼痛属于器质性疼痛。对于器质性疾病或外伤性疾病因素引起的疼痛，须积极治疗原发病。对于心因性疼痛，心理治疗是最适合且行之有效的方法。

二、运动损伤科的疼痛评估

（一）疼痛评估工具

疼痛的产生是个复杂的过程，其影响因素很多，个体差异很大。临床上定量分析疼痛的方法很多，各种方法有各自的特点和使用范围，且在不断修正、完善。在临床应用中，应根据每种疼痛的特点综合考虑后，选择最适合的评估分析方法。目前，北京积水潭医院运动损伤科应用的评估工具为"运动损伤科疼痛评估表"（表 3-1）。

表 3-1 运动损伤科疼痛评估表

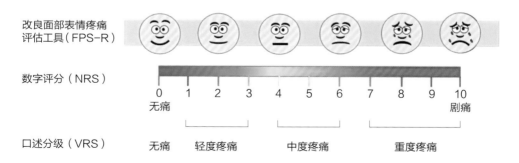

续表

患者姓名			年龄		住院号		体重		诊断	
患者自控镇痛 （PCA）的使用	□ 有		精神镇静类 用药史							
	□ 无									
手术方式										

疼痛部位	时间 （年/月/日： 时：分）	强度	诱发 因素	伴随 症状	处置		处置后效果评价		药物不良 反应
					药物	非药物	评价 时间	疼痛评分	

注：疼痛部位直接写具体部位，强度为疼痛评分。

（二）疼痛评估流程

见图 3-1。

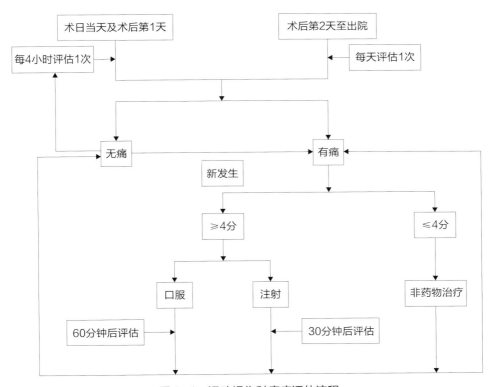

图 3-1　运动损伤科疼痛评估流程

（三）疼痛持续评估原则

（1）每次新的疼痛发生后进行疼痛的评估。

（2）每项侵袭性操作后进行疼痛的评估。

（3）治疗后定时评估。

三、骨科围手术期镇痛

（一）超前镇痛

1. 基本概念　目前关于超前镇痛较为公认的概念是，在手术等伤害性刺激作用于机体、引起疼痛之前，就采取镇痛措施，以阻断疼痛信号的传递和中枢神经系统敏感化，以达到消除或减轻术后疼痛、延长镇痛时间和减少镇痛药使用的目的。

2. 镇痛原则　理论上，联合镇痛作为超前镇痛的一种方法具有较好的术后镇痛效果。联合镇痛时，可以选择术前镇痛与术中或术后镇痛相联合，或进行术前镇痛时联合应用不同的镇痛方法或药物。但必须考虑联合镇痛可能会使不良反应增加。可通过以下 3 种途径使其危险性降至最低而获得最佳的镇痛效果。

（1）应用多种不同的镇痛药（如局部麻醉药、阿片类药或非甾体抗炎药），以作用于不同的部位，从而实现平衡镇痛。

（2）应用不同药物的正性协同作用而形成特殊的联合效果，如大型腹部手术时联合应用局部麻醉药和阿片类药的效果优于这两者单独应用的效果，持续给予酮咯酸能使应用 PCA 的吗啡需求量减少 50%。

（3）适当应用术前和术中治疗以防止中枢敏感化状态的形成。

（二）术后镇痛

1. 疼痛产生的原因

（1）手术切口本身。组织的切割使伤害性感受器被激动，故疼痛程度受到伤口大小的影响，切口大时被激动的伤害性感受器多，疼痛重。若切口波及的神经纤维节段多，受到的影响也较大。筋膜主要影响压力感受器，筋膜紧张时常可导致一种特殊的疼痛感觉，在组织肿胀时尤为明显。筋膜越紧张，疼痛感越显著。手术缝合常使筋膜略有重叠而紧张，常常也是引发疼痛的原因之一。手术部位的伤害性感受器越少，导致疼痛的机会就越少，疼痛的程度也越轻。

（2）肌肉损伤。除肌肉损伤本身可引起疼痛外，其还可导致肌肉痉挛，影响到肌梭的紧张性，从而引起疼痛。

（3）其他因素。患者的体位改变时，切口受到牵拉，造成切口本身、肌肉等受到刺激而引起疼痛。咳嗽动作对切口的影响也很显著。

2. 影响疼痛的因素

（1）年龄。老年人和小儿对疼痛的反应比较迟钝。

（2）性别。女性对疼痛的反应较男性敏感。

（3）性格。性格温存、安静的人常能准确表达疼痛的程度。处事比较急躁、脾气暴躁的人，一旦有疼痛发生，往往表现出急躁、辗转不安，可使疼痛加剧。有时人的性格还与社会地位有关，也会由此对术后疼痛产生影响。

（4）患者对术后疼痛的认识。有思想准备者和无思想准备者对术后疼痛的反应不同。

（5）医务人员。医务人员的言行可对患者产生深刻的影响，或成为一种暗示，影响术后疼痛的发生。

（6）周围环境。患者在术前往往对其周围的手术后患者非常关注，患者对其印象非常深刻。一旦其本人接受了手术，会很自然地用别人手术后的疼痛情况来比较和对照。这无疑是一种暗示，也是一种心理因素。

（7）文化程度。文化水平较高的患者通常能更理性、更冷静地对待术后疼痛。

（8）手术类型与切口的大小和部位。四肢手术后经适当的固定，其疼痛感较腹部和胸部手术后疼痛会轻一些。石膏等固定后，若肢体肿胀、血液循环受阻，疼痛会比较明显。

3. 镇痛原则

（1）根据手术部位和性质，对预期术后疼痛可能会较剧烈的患者，术前可适当给予镇痛药，并在麻醉药的作用未完全消失前主动预防性给药。

（2）术后应用镇痛药的患者，应首先联合应用非麻醉性镇痛药和镇静药，尽量避免或少用麻醉性镇痛药。

（3）用于术后镇痛的药物，应从最小有效剂量开始，常经肌内途径给药，一般不从静脉途径给药。

（4）手术后应用镇痛药前，应观察和检查手术局部情况，以明确疼痛的发生原因。

（5）应用镇痛药期间，其用药间隔时间应尽量延长，以减少用药次数；用药时间应短，通常镇痛药的应用不应超过 48 小时。

第2节
皮肤护理

一、评估

对容易发生压疮的患者进行评估。对评估超过 10 分的患者，填写预防压疮的护理评估单并制订预防措施；同时告知患者和家属预防压疮的重要性，取得患者和家属的配合；建立床头预防压疮提示牌。

二、保护患者的皮肤

（1）保持患者皮肤和床单位清洁、干燥是预防压疮的重要措施。

（2）大小便后应及时冲洗并擦干。使用便器时动作应轻柔，避免擦伤皮肤。应每天用温水清洗 1 次患者的皮肤。对易出汗的患者，及时用干毛巾擦干皮肤并更换衣服，保持室内温度适宜，注意为患者保暖、遮挡。

（3）保持床单清洁、干燥、平整、无渣屑、无皱褶，每天清扫床单，污染的床单要及时更换，避免床单潮湿而刺激皮肤。

三、减少对局部的压力

（1）患者要经常翻身，以减轻局部组织受压。对于自己不能翻身的患者，嘱家属协助患者进行翻身，一般每2～3小时更换一次体位，必要时增加更换体位的频率。还可以采用一些防压用具，如气垫床、预防压疮贴等。

（2）在帮助患者翻身、床上使用便器的过程中，不要采用拖、拉、拽等动作，要抬起患者的身体，以免损伤局部皮肤。

（3）保证患者的营养供给，应给予高蛋白、高热量、高维生素饮食来增强机体的抵抗力。嘱患者增加新鲜蔬菜、水果及其他含粗纤维食物的摄入量，保持大便通畅。

（4）支具等骨科用具导致的压力性损伤容易被忽视，需要临床护理人员定期检查患肢骨科用具所接触皮肤的受压情况。可用衣物或防压疮垫保护皮肤，避免压力性损伤的发生。

第 3 节
引流管护理

一、保持引流管通畅

随时注意观察，不要使引流管受压、扭曲、打折成角，以免影响引流。负压引流应调整好所需负压压力，并注意维持有效负压。引流管要妥善固定，以防滑脱。告知患者更换体位时应注意防止引流管意外脱出、打折、移位或受压。

二、引流管的位置要适当

应用引流管时，要注意引流袋的位置不能高于患者插管口的平面，避免倒流，引起逆行感染。搬动患者时，应先夹住引流管。引流液量超过瓶体容积的一半时即应倾倒，以防液面过高、液体逆流所致的污染。

三、预防感染

注意保持各种引流管与伤口或黏膜接触部位的洁净，以防感染。做好引流液颜色、性状及液量的记录。外层敷料湿透时，应及时更换并估计液体量。当引流管无引流物流出时，管道可能被堵塞，应及时通知医生。保证引流瓶低于伤口，避免引流液逆流而造成感染。

四、拔管护理

密切观察伤口的引流情况，如果术后 24 小时内引流液量超过 500 ml，应及时通知医生给予相应处理。对于伤口引流，每小时出血量大于 100 ml 时应及时通知医生，术后 24～48 小时引流液量低于 50 ml 时应通知医生予以拔除。拔管后注意观察局部伤口的敷料，一旦发现有渗出，应及时通知医生进行处置。

第 4 节
石膏护理

一、石膏在骨科中的应用

石膏主要用于以下情况：①骨折整复后的固定。②关节损伤和关节脱位复位后的固定。③周围神经、血管、肌腱断裂或损伤，手术修复后的制动。④急、慢性骨与关节炎症的局部制动。⑤矫形手术后的固定。

二、常用的石膏类型

（1）固定躯干的石膏——石膏背心、石膏围腰等。

（2）固定肩部和髋部的石膏——人字石膏。

（3）固定上肢的石膏——管形石膏及石膏托。

（4）固定下肢的石膏——管形石膏及石膏托。

三、石膏固定术的常见并发症

（一）骨筋膜室综合征

骨折经石膏固定后，石膏与肢体的间隙容量有限，包扎过紧或肢体进行性肿胀可造成骨筋膜室综合征。因此，一旦确诊，应切开减压。对疑有骨筋膜室综合征的患者，切忌抬高患肢，以免加重缺血。对行骨折固定的患者，应加强对患肢远端皮肤颜色、温度、动脉搏动和毛细血管充盈时间的观察，并重视患者的主诉。

（二）压迫性溃疡

石膏固定时压力不均而使石膏凹凸不平或关节塑形不佳，石膏未干透时用手指支托石膏而压出凹陷或将石膏放在硬物上而造成石膏变形，以及石膏内衬不平整等，都可使石膏对肢体某部位造成固定的压迫，进而导致溃疡。患者表现为局部持续性疼痛、不适，石膏局部存在有异味的分泌物。对行石膏固定的患者应加强宣教，避免挤压未干固的石膏或在石膏上放置重物，避免使石膏变形。

（三）化脓性皮炎

因石膏固定部位皮肤不洁、有擦伤或软组织挫伤，或因局部受压而出现水疱，破溃后可形成化脓性皮炎。因此，在石膏固定前应清洗肢体，对有伤口的肢体应先换药，再进行石膏固定并开窗。

（四）失用性骨质疏松和泌尿系结石

大型石膏的固定范围较大、固定时间较长，患者易发生失用性骨质疏松。大量钙盐自骨骼释放入血液，经肾脏排泄，既不利于骨折的愈合，又易使患者并发泌尿系结石。因此，患者应坚持每天做肢体被动和主动活动以减少骨骼脱钙，或适度下床活动，以预防骨质疏松。

（五）关节僵硬

肢体经长期固定，关节内和关节外组织可发生纤维素性粘连，关节囊和周围肌肉可发生挛缩，从而造成关节活动障碍。因此，应指导患者加强未固定部位的功能锻炼及固定部位肌肉的等长收缩，置患肢于功能位，嘱患者适度下床活动，防止关节僵硬。

第 5 节
静脉血栓栓塞症的护理

一、概念

（一）静脉血栓栓塞症

静脉血栓栓塞症（venous thromboembolism，VTE）是指血液在静脉内不正常地凝结，使血管完全或不完全阻塞，属于静脉回流障碍性疾病。VTE 包括两种类型，即深静脉血栓形成（deep vein thrombosis，DVT）和肺动脉血栓栓塞症（pulmonary thromboembolism，PTE），后两者是静脉血栓栓塞症在不同部位和不同阶段的两种临床表现形式。

（二）深静脉血栓形成

深静脉血栓形成可发生于全身各个部位的静脉，以下肢深静脉居多，常见于骨科大手术后。下肢近端（腘静脉或其近侧部位）深静脉血栓是肺栓塞血栓栓子的主要来源，预防深静脉血栓形成可降低肺动脉血栓栓塞症的发生风险。

（三）肺动脉血栓栓塞症

肺动脉血栓栓塞症是指来自静脉系统或右心的血栓阻塞肺动脉或其分支导致的肺循环和呼吸功能障碍性疾病，是骨科围手术期死亡的主要原因之一。

（四）肺栓塞

肺栓塞（pulmonary embolism，PE）是以各种栓子堵塞肺动脉系统为其发病原因的一组疾病或临床综合征的总称，包括肺动脉血栓栓塞症、脂肪栓塞、羊水栓塞、空气栓塞等。

二、静脉血栓栓塞症的危险因素及其分类

（一）静脉血栓栓塞症的危险因素

Virchow 在 1856 年提出静脉血栓与下列 3 个因素有关。

（1）血管壁改变（内膜损伤）。

（2）血流变化（静脉淤滞）。

（3）血液性质的改变（血液高凝状态）。

（二）国际公认的静脉血栓栓塞症危险因素分类

Anderson 等人将 VTE 危险因素划分为与患者相关的和与环境相关的两大类，如表 3–2 所示。

表 3–2　国际公认的 VTE 危险因素分类

危险因素	患者相关	环境相关
强危险因素（*OR* 值大于 10）		
髋部或下肢骨折		√
髋关节或膝关节置换		√
普外科大手术		√
严重的创伤		√
脊髓损伤		√
中度危险因素（*OR* 值为 2~9）		
膝关节镜手术		√
留置中心静脉通路		√
接受化学治疗		√
慢性心力衰竭或呼吸衰竭	√	
激素替代治疗	√	
恶性肿瘤	√	

危险因素	患者相关	环境相关
口服避孕药治疗	√	
因脑卒中瘫痪	√	
妊娠或产后		√
DVT 病史	√	
易栓症	√	
弱危险因素（*OR* 值小于 2）		
卧床超过 3 天		√
长时间保持坐位状态		√
年龄大	√	
腹腔镜手术		√
肥胖	√	
妊娠或产前	√	
静脉曲张	√	

三、静脉血栓栓塞症的发生风险评估

针对关节镜手术后患者的血栓发生风险，灵敏度较高的评分系统正在研究中。目前北京积水潭医院运动损伤科采用的是国际上通用的效度较高的 Caprini 评估量表（表 3-3）。

表 3-3　Caprini 评估量表

以下危险因素每项 1 分	
41~60 岁	计划行小手术（手术时间不足 45 分钟）
1 个月内做过大手术（手术时间超过 45 分钟）	可见的静脉曲张
炎性肠病（如克罗恩病或溃疡性结肠炎）病史	下肢肿胀
超重或肥胖（体重指数 > 25）	心脏病发作
充血性心力衰竭	严重感染（如肺炎）
肺部疾病（如慢性阻塞性肺疾病或肺气肿）	卧床或限制活动，包括 72 小时内佩戴可摘腿部支具
以下危险因素仅针对女性患者（每项 1 分）	
目前正在避孕或接受激素替代治疗（HRT）	有原因不明的死胎史，反复自然流产（3 次以上），有毒血症早产史或既往生产过生长受限的婴儿
处于妊娠期或者产后 1 个月内	

续表

以下危险因素每项 2 分	
61~74 岁	卧病在床（>72 小时）
关节镜手术	石膏固定（1 个月内）
恶性肿瘤史	留置中心静脉通路
腹腔镜手术（>45 分钟）	大的开放手术（>45 分钟）
以下危险因素每项 3 分	
深静脉血栓形成或肺栓塞病史	抗心磷脂抗体阳性
V Leiden 因子阳性	狼疮抗凝物阳性
血清同型半胱氨酸水平升高	其他先天性或获得性血栓病史
肝素诱导的血小板减少症	
以下危险因素每项 5 分	
卒中（1 个月内）	髋部、骨盆或腿骨折
多发性创伤（1 个月内）	急性脊髓损伤（1 个月内）
择期接受关节置换术	

四、静脉血栓栓塞症的治疗

美国胸科医师学院的循证医学临床实践指南提出，对于行膝关节镜手术且无其他血栓栓塞症危险因素的患者，除尽早活动外，不建议常规应用预防血栓的措施。对于那些手术过程复杂或存在其他血栓栓塞症危险因素的膝关节镜手术患者，推荐使用低分子肝素来预防血栓。

五、静脉血栓栓塞症的预防护理

（一）基本预防

（1）术后抬高患肢，防止深静脉回流障碍。

（2）常规进行静脉血栓知识宣教。鼓励患者勤翻身，进行早期功能锻炼，尽早下床活动，做深呼吸及咳嗽动作。

（3）嘱患者术中和术后适度补液，多饮水，避免脱水。

（4）建议患者改善生活方式，如戒烟、戒酒、控制血糖和血脂等。

（二）物理预防

足底静脉泵、间歇充气加压装置及梯度压力弹力袜等利用机械原理促使下肢静脉血流加速，减少血液淤滞，降低术后下肢深静脉血栓形成的发生率。对患侧肢体无法或不宜采用物理预防措施的患者，可在对侧肢体实施预防措施。应用前宜常规筛查有无禁忌证。存在下列情况时禁用物理预防措施。

（1）充血性心力衰竭、肺水肿或下肢严重水肿。

（2）下肢深静脉血栓症、血栓性静脉炎或肺栓塞。

（3）间歇充气加压装置和梯度压力弹力袜不适用于存在下肢局部情况异常（如皮炎、坏疽、近期接受过皮肤移植手术）、严重的下肢动脉硬化或其他缺血性血管疾病及下肢严重畸形等的患者。

（三）药物预防

对于使用药物预防的患者，要注意进行血液学监测，注意观察患者有无出血倾向，并倾听患者的主诉。

1. 药物预防的绝对禁忌证

（1）近期有活动性出血或凝血功能障碍。

（2）骨筋膜室综合征。

（3）严重的头颅外伤或急性脊髓损伤。

（4）血小板计数低于 20×10^9/L。

（5）肝素诱发血小板减少症者禁用肝素和低分子肝素。

（6）孕妇禁用华法林。

2. 药物预防的相对禁忌证

（1）既往颅内出血。

（2）既往胃肠道出血。

（3）急性颅内损害或肿物。

（4）血小板计数为（20～100）$\times 10^9$/L。

（5）类风湿视网膜病。

3．临床常用的抗凝血药

（1）抗凝血药分为 3 类，即维生素 K 拮抗剂、直接凝血酶抑制剂、X 因子抑制剂。

（2）常用的口服抗凝血药有华法林、利伐沙班。

（3）常用的皮下注射类抗凝血药有达肝素钠（法安明）、依诺肝素（克赛）。

（4）常用的静脉输注抗凝血药是普通肝素。

第 6 节
患肢冰敷护理

一、冰毯机概述

1．原理　通过序贯加压的方法将冰桶内的冰水通过管路泵入冰毯垫内，同时进行水的循环以保持冰毯垫温度的相对恒定，从而起到冰敷疗法的效果。

2．目的　降温、镇痛、止血、减轻炎症性水肿和渗出。

3．适应证　①外伤后早期，四肢和各关节肿胀明显者。②骨科术后早期。③患肢功能锻炼后即刻。

4．禁忌证　①皮肤有破损者。②患肢有石膏固定者。

5．操作使用人员应具备的资质　①具有护士执业资格证书的护士。②经过《冰毯机使用指南》培训合格的护士。

6．使用前的评估要点　①患者的意识情况和生命体征。②患者的体温。③患者的受伤部位。④患肢情况。⑤冰毯机的运行情况。

7．并发症　①冻伤：与水温过低或冰毯垫直接接触皮肤有关。②伤口感染：与冰毯垫直接接触皮肤导致伤口潮湿有关。

8．宣教要点

（1）告知患者选择合适尺寸的冰毯垫，以确保冰敷效果。

（2）告知患者不能自行打开伤口敷料暴露伤口，以防止发生感染。

（3）告知患者不可随意调节冰毯机的温度，以免温度过高而达不到冰敷效果，或者温度过低而发生冻伤。

（4）告知患者使用冰毯机冰敷的时间长短应遵医嘱。

（5）告知患者不可随意触摸冰毯机的电源及各个接头的连接处，以防止发生触电意外。

9. 使用注意事项

（1）水箱内的冰水混合物为 0 ℃，冰与水的比例约为 2∶1。

（2）使用看护垫时需将防水面朝外放置。

（3）使用冰毯机时应密切注意患者的主诉和生命体征。

（4）每 2 小时观察一次温控计水温数值，保证水温在 4～10 ℃。

二、冰毯机的使用

（1）对术后伤口给予冰敷前，告知患者冰敷具有利于消肿、止血和减轻疼痛的作用。使用期间随时观察病情变化和体温情况。

（2）告知患者和家属冰毯机的使用方法，但冰毯机的使用由护士进行操作。

（3）告知患者和家属冰毯垫不可直接接触皮肤，可垫干毛巾；冰融化成水后应当立即更换冰毯机机箱中的冰水混合物。

（4）观察患者的皮肤状况，如发现局部皮肤苍白、青紫，应立即停止使用。

第 7 节
运动损伤特殊支具的护理

一、外展包的护理

（一）外展包概述

外展包是由北京积水潭医院运动损伤病房姜春岩教授等人设计的、使肩关节外展制动的实用新型专利。它通过放松冈上肌、三角肌，使肌肉处于松弛状态，从而减少肩关节的活动摩擦对肌肉组织的刺激，有助于术后炎症的消除和水肿的吸收，以及保持肩关节的相对稳定性。

1. **使用目的** ①固定患肢肩关节。②放松肌肉。③促进术后炎症的消除和水肿的吸收。④保持肩关节的相对稳定性。

2. **适应证** ①反球人工肩关节置换术后的患者。②巨大肩袖损伤修补术后的患者。③肱骨大结节陈旧性骨折术后的患者。

3. **禁忌证** 除适应证以外的肩关节术后患者。

4. **并发症** ①压疮：与外展包长期直接接触、摩擦皮肤而导致皮肤损伤有关。②有假体脱位的危险：与外展包佩戴不当，造成肩关节后伸有关。③呼吸困难：与外展包佩戴期间约束带过紧有关。

5. **操作使用人员应具备的资质** 经过《外展包佩戴护理指南》培训合格者（包括护士、医生、实习护士、患者、患者家属及其他相关人员）。

6. **评估要点** ①患者的受教育水平。②患者的整体情况。③患肢的末端血液循环、渗血、伤口引流情况。④患者的皮肤情况。⑤外展包的完整性。

7. **宣教要点**

（1）告知患者使用外展包的目的。

（2）向患者介绍使用外展包的关键流程。

（3）向患者演示外展包的佩戴方法。

（4）告知患者在佩戴外展包期间更换衣物时，患肢角度始终不得随意调整。

（5）告知患者佩戴外展包睡觉时可平卧或健侧卧位，但不可患侧卧位，以免造成外展包位置的改变。

（6）告知患者佩戴外展包的时间应严格遵守医生的指导，不可随意拆除。

（7）告知患者在佩戴外展包的整个过程中如有不适，要及时与护士等相关人员沟通。

（8）告知患者每天起床后要观察外展包的位置是否正确，一旦发现位置改变，应及时调整。

（二）使用外展包的关键流程

如图 3-2 所示。

```
评估患者     →  告知患者使用    →  向患者陈述外展包的   →  演示外展包    →  开始为患者
和外展包        外展包的目的       使用流程和佩戴方法      的佩戴方法        佩戴外展包
```
```
绕过腰部放置另   ←  绕过颈部放置    ←  放置主包体   ←  协助患者保持肩关节外展   ←  患者取坐位
一条长约束带        一条长约束带       和副包体        30°～60°，肘关节屈曲90°     或站立位
```
```
2条小约束带固定前臂，  →  评估约束带的松紧度和外展包的佩戴角度(妥善固定引流瓶、引流袋，
1条小约束带固定上臂        引流管勿打折或脱出，引流瓶或引流袋应低于伤口放置)
```
```
询问患者是否感觉舒适                                →  外展包佩
(颈部、腋下放置纯棉的吸汗手帕以保护皮肤，密切观察患肢末端的血供情况)         戴完成
```

图 3-2　使用外展包的关键流程

（三）外展包的佩戴流程图解

（1）评估外展包。①检查约束带能否粘贴牢固。②检查用物（包括主包体、副包体、2 根长约束带、3 根短约束带，图 3-3）。

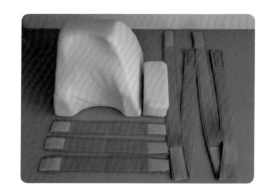

图 3-3　外展包

（2）告知患者使用外展包的目的。向患者讲解外展包的佩戴流程和方法。为患者演示外展包的佩戴方法。

（3）协助患者保持肩关节外展 30°～60°，肘关节屈曲 90°（图 3-4）。

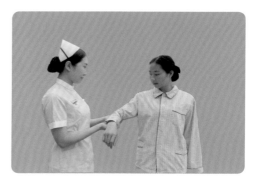

图 3-4　协助患者摆放好佩戴外展包的体位

（4）放置主包体和副包体。主包体顶角放置在患肢腋下，上臂放置在外展包上方，前臂放置在副包体上（图 3-5）。

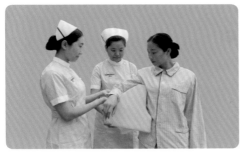 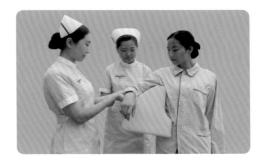

图 3-5 将患侧上臂放置在外展包上方，将患侧前臂放置在副包体上

（5）主包体和副包体放置好后，绕过颈部放置一条长约束带，以固定主包体，使肩关节保持外展 30°～60°（图 3-6）。

（6）再绕过腰部放置另一条长约束带（图 3-7），以进一步固定主包体、维持外展包的位置。

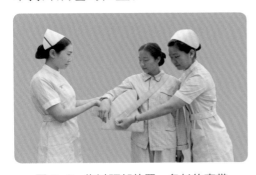 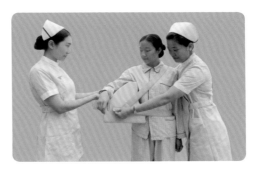

图 3-6 绕过颈部放置一条长约束带　　　图 3-7 绕过腰部放置另一条长约束带

（7）固定好主包体后，用 2 条小约束带固定前臂，用 1 条小约束带固定上臂，并将副包体固定于主包体上（图 3-8，3-9）。

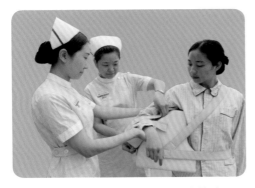 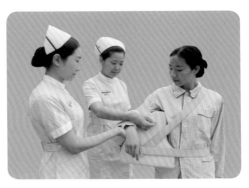

图 3-8 用 2 条小约束带固定前臂　　　　图 3-9 用 1 条小约束带固定上臂

（8）佩戴好外展包后要评估约束带的松紧度和外展包的佩戴角度。约束带的松紧度以约束带与皮肤之间可伸入两横指为宜（图3-10）。妥善固定引流装置，注意引流管勿打折、脱出，引流装置应低于伤口放置。

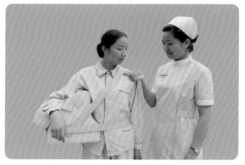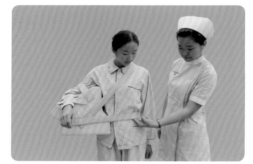
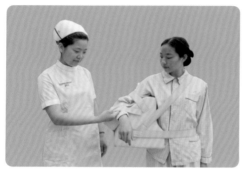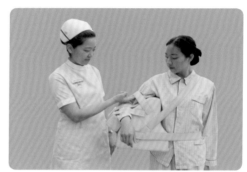

图 3-10 约束带的松紧度以约束带与皮肤之间可伸入两横指为宜

（9）佩戴好后询问患者有无呼吸困难等不适症状。请患者起身，检查外展包的整体佩戴效果（图3-11）。颈部、腋下可放置纯棉的吸汗手帕以保护皮肤。密切观察患肢末端的血供情况及掌指关节的活动情况。

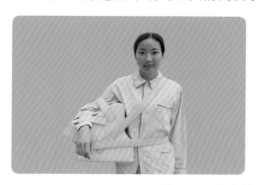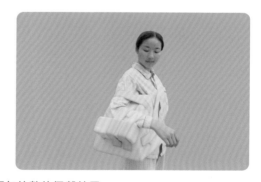

图 3-11 检查外展包的整体佩戴效果

（四）注意事项

（1）外展包的内侧面应完全贴于患者的躯干侧面。

（2）佩戴外展包时应严格掌握松紧度，确定固定妥当，并避免皮肤磨损、受压。

（3）摘除外展包时，应先由一名护士将患肢妥善固定于原先的外展、外旋位置；另一名护士先摘除3条小约束带，再将外展包拿出。确保患肢的位置不改变，防止关节脱位或再次损伤。

（五）外展包的佩戴标准和效果评价

如表3–4所示。

表3–4　外展包的佩戴标准和效果评价

序号	项目	评价	依据
1	佩戴外展包时患肢的角度		
（1）	肩关节外展30°~60°	合格	肩关节外展30°~60°为肩关节的功能位，该体位下制动效果理想
（2）	肩关节外展小于30°或大于60°	不合格	
2	约束带的松紧度		
（1）	约束带与皮肤之间可伸入两横指	合格	合适的松紧度可取得良好的约束效果
（2）	约束过松或患者自述约束带有紧勒感	不合格	
3	患者的皮肤状况		
（1）	外展包与皮肤间有衣物保护，未出现皮肤刺激症状	合格	衣物可防止皮肤和包体间发生摩擦，从而保护皮肤的完整性
（2）	外展包与皮肤间无衣物保护，引起皮肤刺激症状或破损	不合格	
4	宣教		
（1）	护士详细宣教相关内容	合格	患者充分知情可提高疗效和使用安全性
（2）	护士宣教相关内容时漏项较多	不合格	

注：以上任何一项不合格即为培训不合格，需要重新培训。

二、膝关节支具的护理

（一）膝关节支具概述

膝关节支具是一种装配于人体外部，通过力的作用限制异常的活动度，从而保持关节的稳定性，以恢复肢体负荷能力的保护性用具。膝关节支具分为固定式支具和铰链式支具。

1. 使用目的

（1）稳定与支持。通过限制异常的活动度来保持关节的稳定性，以恢复肢体的负荷能力。

（2）固定。通过对病损的肢体或关节进行固定，促进患部愈合。

（3）保护。通过对病损肢体的保护，保持肢体正常的对线关系，保证肢体正常功能的发挥。

（4）承重。可减少病损肢体、躯干的负荷，利于损伤组织的愈合。

（5）抑制站立、步行时的肌肉反射性痉挛。

（6）铰链式支具可以避免膝关节术后制动引起的屈膝功能障碍，解决了康复锻炼与关节制动的矛盾。

2. 适应证　①膝关节脱位。②髌骨脱位。③膝关节侧副韧带损伤、十字韧带损伤。④膝关节半月板缝合术后。⑤膝关节内其他骨折内固定术后。

3. 禁忌证　①患肢有开放性伤口或轻度过敏时，以及皮肤有破损、溃疡时不宜直接使用。②恶性肿瘤、存在出血性倾向的患者禁止使用。

4. 并发症　①压疮：与支具佩戴过紧、佩戴方法有误有关。②皮疹：与皮肤长期直接接触支具有关。③医源性关节再损伤：与术后支具佩戴方法不当有关。

5. 操作使用人员应具备的资质　经过《膝关节支具佩戴护理指南》培训合格者（包括护士、医生、实习护士、患者、患者家属及其他相关人员）。

6. 评估要点　①患者的受教育水平。②患者的整体情况。③患肢的末端血供、渗血、伤口引流情况。④患者的皮肤情况。⑤支具情况（如大小、型号是否合适等）。

7. 宣教要点

（1）告知患者应选择尺寸合适的支具，以确保制动效果。

（2）告知患者若患肢出现压迫、疼痛、麻木等不适症状，应及时通知护士给予处理。

（3）告知患者不可随意调节铰链式支具的角度，以免发生膝关节再损伤。

（4）告知患者支具的佩戴时间应严格遵守医生的指导，不可随意摘除。

（5）告知患者支具摘除后应单独横放，严禁受压，以防支具变形。

（6）告知患者经常检查支具，有开线、裂缝时应及时请专人修理。

（7）告知患者要及时清除铰链式支具铰链部位滞留的线头、布屑。

（二）使用膝关节支具的关键流程

如图 3-12 所示。

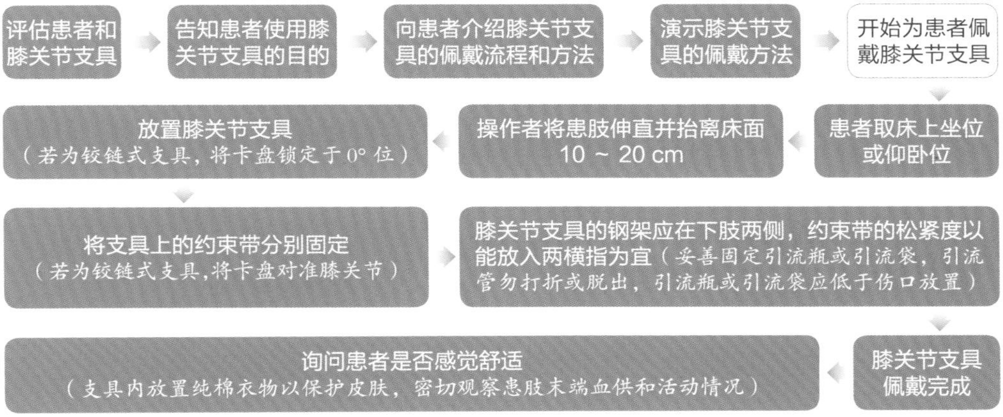

评估患者和膝关节支具 → 告知患者使用膝关节支具的目的 → 向患者介绍膝关节支具的佩戴流程和方法 → 演示膝关节支具的佩戴方法 → 开始为患者佩戴膝关节支具

放置膝关节支具（若为铰链式支具，将卡盘锁定于 0° 位） ← 操作者将患肢伸直并抬离床面 10 ～ 20 cm ← 患者取床上坐位或仰卧位

将支具上的约束带分别固定（若为铰链式支具，将卡盘对准膝关节） → 膝关节支具的钢架应在下肢两侧，约束带的松紧度以能放入两横指为宜（妥善固定引流瓶或引流袋，引流管勿打折或脱出，引流瓶或引流袋应低于伤口放置）

询问患者是否感觉舒适（支具内放置纯棉衣物以保护皮肤，密切观察患肢末端血供和活动情况） → 膝关节支具佩戴完成

图 3-12 使用膝关节支具的关键流程

（三）膝关节支具的佩戴流程图解

（1）评估膝关节支具（图 3-13，3-14）。①对于铰链式支具，检查卡盘是否在 0° 位。②检查用物（支具的大小、型号）。

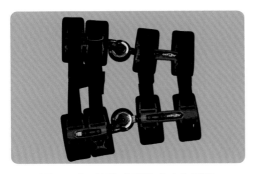

图 3-13 评估支具的大小和型号

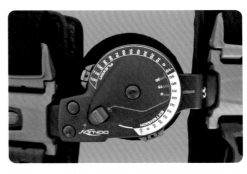

图 3-14 铰链式支具：卡盘要锁定于 0° 位

（2）操作者将患肢伸直并抬离床面 10～20 cm（图 3–15）。

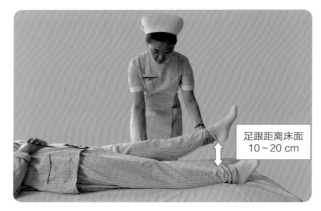

图 3–15　将患肢伸直并抬离床面 10～20 cm

（3）护士用一只手抬高患肢，另一只手放入膝关节支具，将膝关节对准支具卡盘位置（图 3–16，3–17）。

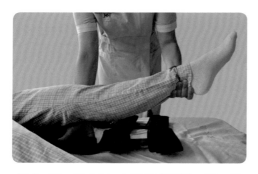
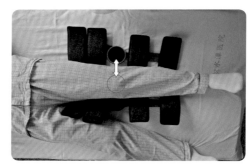

图 3–16　护士用一只手抬高患肢，另一只　　　　　　图 3–17　将膝关节对准支具卡盘位置
手放入膝关节支具

（4）将支具上的约束带分别固定，膝关节支具的钢架应在下肢两侧（图 3–18）。

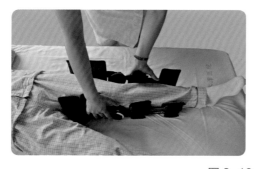
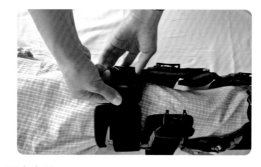

图 3–18　固定支具

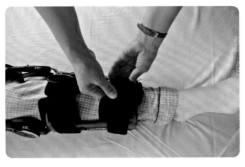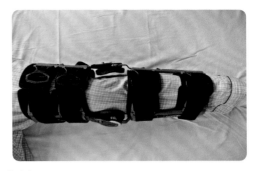

图 3-18（续）

（5）佩戴支具完毕，再次评估支具的佩戴情况。约束带的松紧度以能放入两横指为宜（图 3-19）。询问患者患肢处是否感觉舒适。

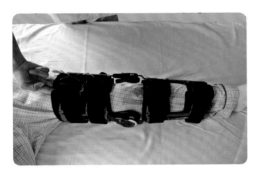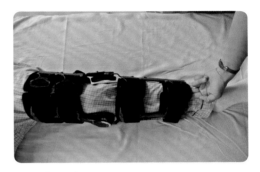

图 3-19 检查约束带的松紧度

（四）注意事项

（1）佩戴支具时应严格掌握约束带的松紧度，确定固定妥当，避免造成皮肤磨损或压迫。

（2）患者佩戴支具下床后应密切注意患者的主诉和生命体征。

（3）摘除支具时，在解开支具的尼龙搭扣后，操作者应先将患肢抬起并取下支具，再小心放下患肢。佩戴和摘除的整个过程中患肢应保持伸直位，需有人对患肢进行保护，以使患肢保持生物力线。

（4）对肢体力量较差的年迈体弱患者要加强保护。

（5）在佩戴支具后的早期应注意及时纠正患者不正确的站立和走路姿势。

（6）佩戴支具期间患肢不宜负重，应使用拐杖来协助行走。

（五）膝关节支具的佩戴标准和效果评价

见表 3-5。

表 3-5　膝关节支具的佩戴标准和效果评价

序号	项目	评价	依据
1	佩戴支具的松紧度		
（1）	支具与皮肤之间可伸入两横指	合格	合适的松紧度可取得较好的固定效果
（2）	支具与皮肤之间的间隙大于两横指（或小于两横指）	不合格	
2	佩戴支具的位置		
（1）	a. 膝关节固定支具：稍宽的一端置于大腿部，稍窄的一端置于小腿部，支具中间的部位位于关节线处 b. 铰链式支具：支具卡盘正对关节线处，将内、外侧合金钢架分别放置于大腿和小腿两侧正中	合格	正确放置支具可取得良好的固定效果
（2）	a. 膝关节固定支具：支具中间的部位偏离关节线处（靠上或靠下） b. 铰链式支具：卡盘偏离关节线处（靠上或靠下）	不合格	
3	佩戴支具的要求		
（1）	患者平躺或坐于床上，操作者将患肢伸直并抬起，使患者的足跟距离床面 10～20 cm。将支具放置于患肢下	合格	伸直位可保持患肢的生物力线，防止医源性关节再损伤
（2）	佩戴支具时患肢未伸直。佩戴或摘除时患者的体位为站立位	不合格	
4	患者的皮肤状况		
（1）	支具与皮肤间加衬垫保护，未出现皮肤刺激症状	合格	支具边缘易压伤皮肤，使用衬垫可保护皮肤的完整性
（2）	支具与皮肤间未加衬垫保护，出现皮肤刺激症状	不合格	

注：以上任何一项不合格即为培训不合格，需要重新培训。

第二篇

下肢运动损伤性
疾病的护理

第四章　半月板损伤的护理

第1节
概述

一、相关解剖

两侧膝关节各有 2 块半月板，分别为内侧半月板和外侧半月板。从上向下看，半月板是新月形的结构，边缘附着在关节囊上。其纵切面呈楔形，边缘厚，中间薄，正好适合股骨髁和胫骨平台的关节面形状（图 4-1），起到加深膝关节窝的作用。内侧半月板呈 C 形，外侧半月板呈 O 形。它们可以吸收撞击力，提高关节面的适应性和关节的稳定性。总之，半月板的生物学功能包括承重、分配载荷、稳定关节和润滑关节。

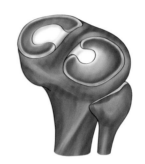

图 4-1　膝关节的半月板

二、疾病概述

青少年和中年人为半月板损伤的好发人群。半月板撕裂的类型包括纵裂、桶柄样裂、瓣状裂、放射状裂、复合裂等。半月板损伤的表现主要是膝关节间隙疼痛，以及膝关节别卡感、弹响和交锁。对于稳定的半月板损伤，如果没有症状，可采取保守治疗。对于引起持续症状的半月板损伤，则需要进行关节镜手术治疗。目前，半月板损伤的治疗一般包括切除术和缝合术。半月板的内 2/3 没有血供，损伤时通常需要切除。成人半月板的外 1/3 区域有血供，如果这个部位的撕裂长度小于 10 mm，常能自然愈合，更大的撕裂则需缝合。半月板严重损伤时，由于半月板碎裂得非常严重，需要进行半月板全切术。但半月板全切术后膝关节退变会加速，因此，用半月板缝合或者部分切除的方法来尽量保留尚未严重损伤的半月板的方法越来越被人们所重视。对已经完全切除半月板的患者，同种异体半月板移植是治疗半月板全切术后并发症的重要手段。

三、手术方式

在手术治疗方面，根据不同的损伤部位和损伤程度分为以下 3 种术式。①半月板部分切除术。②半月板缝合术。③半月板全切和移植术。

第 2 节
护理

一、术前护理

1. 术前宣教

（1）宣教功能锻炼的重要性。指导并监督患者在入院后进行股四头肌等长收缩练习、直腿抬高练习、踝泵运动，为术后康复奠定良好的基础。

（2）宣教手术的目的和意义。①对于拟行半月板部分切除术的患者，为患者讲解该手术方式是根据半月板损伤部位而定的，使其理解切除部分半月板是损伤最小的治疗方法。告知患者即使切除部分半月板，出院后正常的行走功能和膝关节功能一般也不会受到影响；而若不及时治疗，损伤更严重后，患者将面临半月板的全部切除和移植，不仅手术费用更高，而且手术创伤较半月板部分切除术更大，恢复时间更长。②对于拟行半月板缝合术的患者，为患者讲解该手术方式是依据半月板损伤部位而定的，由于损伤部位位于有血供区域，采用该手术方式有利于半月板完整性的保留。告知患者该手术方式是最适合其恢复的手术方式，术后需配合膝关节锻炼，以恢复正常功能。③对于拟行半月板全切术的患者，告知患者由于其半月板损伤非常严重，半月板无法修复和保留，故采取半月板全部切除的方式，切除后需等待有合适的移植物后方可进行第 2 次手术。告知患者术后需耐心等待移植物，半月板全切术后勿进行大运动量或剧烈的体育活动，以保护膝关节软骨、减轻其磨损程度，从而有助于顺利地移植半月板。向患者解释进行半月板移植术对其利大于弊，半月板能够在膝关节活动时吸收冲击力量，保护关节软骨，从而降低日后进行关节置换术的可能性，或推迟关节置换术的时间。

（3）宣教术后护理用具的使用和注意事项。①为患者讲解术后应用气垫的目的：应用气垫抬高患肢可减轻或缓解膝关节术后肿胀，利于下肢静脉回流，防止小腿肿胀及下肢静脉血栓形成。②对于拟行半月板部分切除术的患者，告知患者术后可不使用膝关节铰链式支具和助行器。③对于拟行半月板缝合术或移植术的患者，为患者讲解术后应用膝关节铰链式支具和助行器的目的：术后应用膝关节铰链式支具可保护患肢，防止患者无意识地主动屈曲膝关节或使膝关节发生错动而再次撕裂缝合后的半月板。告知患者半月板缝合术或移植术后患肢不能立即负重，需借助助行器行走。为患者讲解助行器的使用注意事项并演示使用方法（使用方法可参阅《骨科支具护理规范化操作》）。

2. **术前护理项目** 包括皮肤准备、药敏试验、生命体征的监测和术后骨科专科用具的试戴。

二、术后护理

1. **常规护理** 包括生命体征的监测、饮食指导、专科护理（参见第三章）。

2. **患肢护理** 观察患肢的渗血情况，检查手术部位敷料包扎的松紧度是否适宜，必要时更换敷料。观察患肢是否发生肿胀，评估肿胀的部位和程度，及时发现术后静脉血栓的形成。评估患肢的活动度和皮肤感觉，如发生患肢不能活动或患肢麻痹，需寻找原因并及时处理，防止术后神经损伤。评估膝关节铰链式支具的佩戴是否正确、松紧度是否适宜，避免影响患肢肢端血供和活动。

3. **指导患者进行院内功能锻炼** 指导患者在床上进行踝泵运动和直腿抬高练习。踝泵运动要求患者做最大限度的踝关节背伸和跖屈动作，向患者解释这个动作可以带动下肢各大肌群（尤其是胫骨前肌、腓肠肌）做动态的舒缩训练，以促进血液循环、减轻肢体肿胀。直腿抬高练习要求患者保持踝关节背伸、膝关节伸直，下肢抬高至足跟距离床面 10～15 cm，每次保持 30 秒。对踝泵运动和直腿抬高练习的练习次数没有严格要求，以患者不感到疲劳、疼痛，或疼痛可以耐受为宜。

对于半月板部分切除术后患者，指导其在无助行器的情况下行走，并遵循循序渐进的原则，逐步增加行走距离和行走速度，逐步增加患肢负重力量。注意保护患者，避免其发生跌倒。功能锻炼后即刻对患侧膝关节给予冰敷，以减轻运动后的关节内渗出和肿胀。

指导半月板缝合术后或移植术后的患者佩戴膝关节铰链式支具，并指导其在助行器辅助下行走。告知患者患侧肢体不负重，逐步增加行走距离和行走速度。注意保护患者，避免其发生跌倒。功能锻炼后即刻对患侧膝关节给予冰敷，以减轻运动后的关节内渗出和肿胀。

第 3 节
康复

一、半月板部分切除术后

患者术后第 1 日即可下地负重行走，无须使用助行器。继续进行踝泵运动和直腿抬高练习，逐步增加膝关节的主动活动度和被动活动度。日常生活活动如行走、爬楼梯等需遵循循序渐进的原则，活动强度以不感到疲劳、疼痛，或疼痛可以耐受为宜。术后 1 个月内避免做深蹲动作，避免剧烈运动，避免长时间行走；1 个月后可以开始进行慢跑、骑车、游泳等有氧运动，半年后可正常运动，例如爬山等。

二、半月板缝合术后、半月板移植术后

（一）第 1 阶段：术后第 1 周（术后水肿期）

将膝关节支具锁定在 0° 伸直位。患者可以扶双拐下地行走，避免患肢负重。具体的康复锻炼方案如下。

（1）踝关节主动屈伸锻炼（踝泵运动）。踝关节用力、缓慢、全范围的跖屈和背伸活动可促进血液循环、消除肿胀，对防止下肢深静脉血栓形成有重要意义。

（2）活动髌骨。用手将髌骨向上、下、左、右推动，以防止髌骨粘连。

（3）直腿抬高练习。伸膝后保持膝关节伸直，下肢抬高至足跟距离床面 10～15 cm 处，每次保持 30 秒。此练习用于防止肌肉萎缩。

（4）膝关节活动度训练。要求患侧膝关节能够被动伸直到 0° 位，屈膝角度小于 90°。原则是进行被动的、闭链的屈膝锻炼，可以采用以下几种方法。①仰卧位闭链屈膝锻炼：要求屈膝过程中足跟不离开床面，在床面上活动，这种锻炼方式称为"闭链"。②可以采用足沿墙壁下滑的锻炼来代替；或坐在椅子上，健侧足辅助患侧进行屈膝锻炼。

（5）锻炼后即可给予患侧膝关节冰敷，以减轻疼痛和肿胀。

（二）第 2 阶段：术后第 2～3 周（最大化保护期）

进展到第 2 阶段的标准：股四头肌的力量控制自如，能够比较轻松地做到直腿抬高，膝关节能够完全被动地伸直，膝关节被动屈伸的活动度达到 0°～90°，髌骨活动良好，膝关节肿胀减轻。具体的康复锻炼方案如下。

（1）继续进行上述第 1 阶段的练习。

（2）增加俯卧位屈膝练习。

（3）进行抗阻踝关节屈伸训练。用弹力带做抗阻踝关节跖屈、背伸运动。

（4）膝关节活动度训练。要求被动屈膝 0°～90°，主动屈膝 0°～80°。

（三）第 3 阶段：术后第 4～6 周（控制行走阶段）

进展到第 3 阶段的标准：膝关节的主动屈伸活动度达到 0°～80°，膝关节肿胀进一步减轻。具体的康复锻炼方案如下。

1. 术后第 4 周的锻炼方案

（1）膝关节活动度训练。要求膝关节被动屈伸活动度达到 0°～100°，主动屈伸活动度达到 0°～90°。

（2）可以进行俯卧位屈膝、站立位屈膝的锻炼。

（3）肌力训练。包括抗阻直腿抬高练习和抗阻髋关节内收、外展、后伸练习。

2．术后第5~6周的锻炼方案

（1）膝关节活动度训练。要求膝关节的被动活动度达到0°~125°，主动活动度达到0°~105°。

（2）肌力训练，即抗阻屈伸膝关节的训练。

（3）负重和平衡训练。包括平行杠内患肢部分负重训练（负重量为患者体重的25%~100%，循序渐进地增加），以及重心左右、前后转移训练。

（4）前后、侧向跨步训练。

（5）单拐步行训练。

（6）功率自行车训练。

（四）第4阶段：术后第7~12周（中期保护阶段）

进展到第4阶段的标准：膝关节主动屈伸的活动度达到0°~105°，股四头肌力量损失≤40%（Biodex测定结果），腘绳肌力量损失≤20%（Biodex测定结果）。具体的康复锻炼方案如下。

（1）此阶段患者可以进行脱离拐杖的行走训练。

（2）适应性训练，即功率自行车训练。

（3）膝关节活动度训练。要求膝关节被动屈伸活动度达到0°~140°，主动屈伸活动度达到0°~120°。

（4）肌力训练，包括提踵训练和抗阻屈伸膝关节训练。

（5）本体感觉训练（膝关节稳定性训练）。

（6）步态训练。

（五）第5阶段：术后第13~24周（恢复到主动活动阶段）

进展到第5阶段的标准：力量、耐力增强，开始准备进行功能活动，术后16周时股四头肌力量损失≤35%（Biodex等速测定结果），腘绳肌力量损失

≤ 6%（Biodex 等速测定结果）。具体的康复锻炼方案如下。

（1）适应性训练，即功率自行车训练。

（2）肌力训练。包括等张股四头肌、腘绳肌肌力训练，以及等速股四头肌、腘绳肌肌力训练。

（3）平衡和稳定性训练。包括 Biodex 平衡训练、Plyometrics 训练、Trampline 平衡和本体感觉训练。

（4）Treadmill 步行训练。

（5）灵活性训练，包括以下几种。①膝绕环练习。②侧方移动训练。③侧向跑或向后跑，垂直跳，跳绳，"8"字形跑，急停急转训练。④若等速运动评定时腘绳肌 / 股四头肌（H/Q）比率达 80%，可进行专业性的体育活动训练。

第五章　前交叉韧带损伤的护理

第1节
概述

一、相关解剖

膝关节是人体最易损伤的关节之一，由股骨远端、胫骨近端和髌骨组成。附着在这些结构上的韧带、关节囊和半月板组成了关节的稳定结构。前交叉韧带起于股骨外侧髁的内侧面，止于胫骨髁间棘的前外侧，限制胫骨的前移与旋转。后交叉韧带起于股骨内侧髁的外侧面，止于胫骨平台后缘，位于关节水平的下方，限制胫骨的后移。它们是维持膝关节稳定性的重要的关节内结构。半月板是膝关节内的纤维软骨盘，可以吸收冲击力量、增加关节面的适应性和关节的稳定性，并有助于关节液的均匀分布。

二、疾病概述

前交叉韧带的损伤多见于非接触性损伤，如急停、急转、减速、跳跃、落地不稳的动作中，损伤机制为膝关节外翻、外旋、过伸（图5-1）。最常发生前交叉韧带损伤的运动项目是篮球、足球、羽毛球和滑雪。损伤后关节常出现肿胀、疼痛、错动感。患者表现为走路不稳，运动水平下降，不敢做许多单膝运动的动作，或易再次受伤。膝关节反复的错动使半月板、关节软骨处于高危损伤状态。为恢复正常的关节功能和运动水平，患者需接受手术治疗。

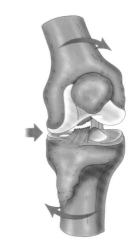

图 5-1　前交叉韧带损伤机制

三、手术方式

随着手术技术的不断发展，手术方式已经由以前无效的单纯修补术发展为目前的关节镜下韧带重建术。可以选择自体骨 – 髌腱 – 骨、自体四股半腱肌和股薄肌或异体肌腱等移植物进行重建。针对不同的要求和条件，可以有不同的选择。目前主要采用的手术方式为关节镜下前交叉韧带重建术。

第 2 节
护理

一、术前护理

1. 术前宣教

（1）宣教功能锻炼的重要性。指导并监督患者在入院后进行股四头肌等长收缩练习、直腿抬高练习、踝泵运动，为术后康复奠定良好的基础。

（2）宣教手术的目的和意义。为患者讲解为了恢复正常的关节功能和运动水平，手术治疗是最佳方案。

（3）宣教术后护理用具的使用和注意事项。为患者讲解术后应用气垫的目的：应用气垫抬高患肢可减轻膝关节术后肿胀，利于下肢静脉回流，防止小腿肿胀和下肢静脉血栓形成。向患者讲解术后应用膝关节铰链式支具和助行器的目的：术后应用膝关节铰链式支具可保护患肢，防止患者无意识地主动屈曲膝关节或使膝关节发生错动。告知患者术后患肢不能立即负重，需借助助行器行走。向患者讲解膝关节铰链式支具和助行器的使用注意事项并演示使用方法（使用方法请参阅《骨科支具护理规范化操作》）。

2. 术前护理　包括皮肤准备、药敏试验、生命体征的监测和术后骨科专科用具的试戴。

二、术后护理

1. 常规护理　包括生命体征的监测、饮食指导、专科护理（详见第四章）。

2. **患肢护理** 观察患肢的渗血情况，检查手术部位敷料包扎的松紧度是否适宜，必要时更换敷料。观察患肢是否发生肿胀，评估肿胀的部位和程度，及时发现术后形成的静脉血栓。评估患肢的活动度和皮肤感觉，如发生患肢不能活动或患肢麻痹，需寻找原因并及时处理。

3. **指导患者进行院内功能锻炼** 患者麻醉清醒后，指导患者做患侧足趾的主动活动和足踝部肌肉的舒缩训练。同时鼓励患者做髋关节和膝关节的功能活动。指导患者做直腿抬高练习：保持踝关节背伸、膝关节伸直，下肢抬高至足跟距离床面 10～15 cm，每次保持 30 秒；对练习次数没有严格要求，以患者不感到疲劳、疼痛，或疼痛可以耐受为宜。告知患者术后进行功能锻炼应遵医嘱并循序渐进。指导术后患者佩戴膝关节铰链式支具，并在助行器辅助下行走。告知患者避免患侧肢体负重，遵循循序渐进的原则，逐步增加行走距离和行走速度。在此过程中，注意保护患者，避免发生跌倒。功能锻炼后即刻冰敷患侧膝关节，以减轻运动后的关节内渗出和肿胀。

第 3 节
康复

一、第 1 阶段：术后第 1 周（术后水肿期）

将膝关节支具锁定在 0° 伸直位。患者可以扶双拐下地行走，避免患肢负重。具体的康复锻炼方案如下。

（1）踝关节主动屈伸锻炼（踝泵运动）。踝关节用力、缓慢、全范围的跖屈和背伸活动可促进血液循环、消除肿胀，对防止下肢深静脉血栓形成有重要意义。

（2）活动髌骨。用手将髌骨向上、下、左、右推动，以防止髌骨粘连。

（3）直腿抬高练习。伸膝后保持膝关节伸直，下肢抬高至足跟距离床面 10～15 cm，每次保持 30 秒。此练习用于防止肌肉萎缩。

（4）膝关节活动度训练。要求患侧膝关节能够被动伸直到 0° 位，屈膝角度小于 90°。原则是进行被动的、闭链的屈膝锻炼，可以采用以下几种方法。

①仰卧位闭链屈膝锻炼：要求屈膝过程中足跟不离开床面，在床面上活动，这种锻炼方式称为"闭链"。②可以用足沿墙壁下滑的锻炼来代替；或坐在椅子上，健侧足辅助患侧进行屈膝锻炼。

（5）锻炼后即可给予患侧膝关节冰敷，以减轻疼痛和肿胀。

二、第 2 阶段：术后第 2~3 周（最大化保护期）

进展到第 2 阶段的标准：股四头肌的力量控制自如，能够比较轻松地做到直腿抬高，膝关节能够完全被动伸直，膝关节被动屈伸的活动度达到 0°~90°，髌骨活动良好，膝关节肿胀减轻。具体的康复锻炼方案如下。

（1）继续进行上述第 1 阶段的练习。

（2）增加俯卧位屈膝练习。

（3）抗阻踝关节屈伸训练。用弹力带做抗阻踝关节跖屈、背伸运动。

（4）膝关节活动度训练。被动屈膝 0°~90°，主动屈膝 0°~80°。

三、第 3 阶段：术后第 4~6 周（控制行走阶段）

进展到第 3 阶段的标准：膝关节主动屈伸活动度达到 0°~90°，膝关节肿胀进一步减轻。具体的康复锻炼方案如下。

1. 术后第 4 周的锻炼方案

（1）膝关节被动屈伸活动度为 0°~100°，主动活动度为 0°~90°。

（2）可以进行俯卧位屈膝、站立位屈膝的锻炼。

（3）肌力训练，包括抗阻直腿抬高练习和抗阻髋关节内收、外展、后伸练习。

2. 术后第 5~6 周的锻炼方案

（1）膝关节活动度训练。膝关节被动活动 0°~125°，主动活动 0°~105°。

（2）肌力训练，即抗阻屈伸膝关节。

（3）负重和平衡训练，包括平行杠内患肢部分负重训练（负重量为患者体重的 25%~100%，循序渐进地增加），以及重心左右、前后转移训练。

（4）前后、侧向跨步训练。

（5）单拐步行训练。

（6）功率自行车训练。

四、第 4 阶段：术后第 7～12 周（中期保护阶段）

进展到第 4 阶段的标准：膝关节主动屈伸活动度达到 0°～125°，股四头肌力量损失 ≤ 40%（Biodex 测定结果），腘绳肌力量损失 ≤ 20%（Biodex 测定结果），KT-1000 测定结果无明显改变。具体的康复锻炼方案如下。

（1）此阶段患者能够完全脱离拐杖行走。

（2）适应性训练，即功率自行车训练。

（3）膝关节活动度训练。要求膝关节被动屈伸的活动度达到 0°～140°，膝关节主动屈伸的活动度达到 0°～120°。

（4）肌力训练，包括提踵训练和抗阻屈伸膝关节训练。

（5）本体感觉训练（膝关节稳定性训练）。

（6）步态训练。

五、第 5 阶段：术后第 13～24 周（恢复到主动活动阶段）

进展到第 5 阶段的标准：力量、耐力增强，开始准备进行功能活动，KT-1000 测试结果无改变，术后 16 周时股四头肌力量损失 ≤ 35%（Biodex 等速测定结果），腘绳肌力量损失 ≤ 6%（Biodex 等速测定结果）。具体的康复锻炼方案如下。

（1）适应性训练，即功率自行车训练。

（2）肌力训练，包括等张股四头肌、腘绳肌肌力训练，以及等速股四头肌、腘绳肌肌力训练。

（3）平衡和稳定性训练，包括 Biodex 平衡训练、Plyometrics 训练、Trampline 平衡和本体感觉训练。

（4）Treadmill 步行训练。

（5）灵活性训练，包括以下几种。①膝绕环练习。②侧方移动训练。③侧向跑或向后跑，垂直跳，跳绳，"8"字形跑，急停急转训练。④若等速运动评定时腘绳肌 / 股四头肌（H/Q）比率达 80%，可以进行专业性体育活动训练。

第六章 后交叉韧带损伤的护理

第 1 节
概述

一、相关解剖

后交叉韧带起于股骨内侧髁的外侧面，止于胫骨平台后的凹处。其中部最窄，呈扇形向两侧延伸，上部比下部更宽。

二、疾病概述

后交叉韧带是维持膝关节稳定性的重要结构之一，它接近膝关节的中心，具有屈伸和旋转膝关节运动轴的功能。后交叉韧带损伤的常见病因包括运动损伤和交通事故。后交叉韧带损伤（图 6-1）占膝关节韧带损伤的 3%～20%，常导致膝关节不稳定，严重影响患者的膝关节功能和运动。若不及时治疗，患者容易继发半月板损伤、膝关节退变和骨关节炎。

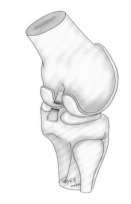

图 6-1 后交叉韧带损伤

三、手术方式

主要有以下 2 种术式。①后交叉韧带重建术（经胫骨隧道技术）。②后交叉韧带重建术（Inlay 技术）。

第2节
护理

一、术前护理

1. 术前宣教

（1）宣教功能锻炼的重要性。指导并监督患者在入院后进行股四头肌等长收缩练习、直腿抬高练习、踝泵运动，从而为术后康复奠定良好的基础。

（2）宣教手术的目的和意义。①对于单纯的后交叉韧带轻、中度损伤患者，告知患者保守治疗后的预后较好。告知患者由于可以通过股四头肌得到较好的代偿，患者通常可以恢复良好的日常生活功能，如果经过适当的康复，甚至可以使运动员恢复到原先的竞技运动水平。②对于后交叉韧带重度损伤患者，特别是合并后外侧复合体损伤的患者，告知其保守治疗后的预后较差。对于不能通过非手术治疗得到康复的患者，向患者说明为重新恢复其关节活动度和部分力量，手术治疗是最合适的方案。

（3）宣教术后护理用具的使用和注意事项。为患者讲解术后应用气垫的目的：应用气垫抬高患肢可减轻膝关节术后肿胀，利于下肢静脉回流，防止下肢静脉血栓形成和小腿肿胀。向患者讲解术后应用膝关节铰链式支具和助行器的目的：术后应用膝关节铰链式支具可保护患肢，防止患者无意识地使膝关节发生错动。告知患者术后患肢不能立即负重，需借助助行器行走。向患者讲解膝关节铰链式支具和助行器的使用注意事项并演示使用方法（使用方法请参阅《骨科支具护理规范化操作》）。

2. 术前护理

包括皮肤准备、药敏试验、生命体征的监测和术后骨科专科用具的试戴。

二、术后护理

1. 常规护理

包括生命体征的监测、饮食指导、专科护理（参见第三章）。

2. 患肢护理　于患者的小腿后侧放置软垫，以保持胫骨上段前向移动的倾向，减轻重建后的后交叉韧带的张力。患肢应尽量保持足尖向上、中立位，以免压迫神经。观察患肢的渗血情况，检查手术部位敷料包扎的松紧度是否适宜，必要时更换敷料。观察患肢是否发生肿胀，评估肿胀的部位和程度，及时发现术后形成的静脉血栓。评估患肢的活动度和皮肤感觉，如发生患肢不能活动或患肢麻痹，需寻找原因并及时处理，防止术后神经损伤。评估膝关节铰链式支具的佩戴是否正确、松紧度是否适宜，避免影响患肢肢端血供和活动。

3. 指导患者进行院内功能锻炼　指导患者在床上进行踝泵运动和直腿抬高练习。踝泵运动要求患者做最大限度的踝关节背伸和跖屈动作。向患者解释这个动作可以带动下肢各大肌群（尤其是胫骨前肌、腓肠肌）做动态的舒缩训练，以促进血液循环、减轻肢体肿胀。直腿抬高练习要求患者保持踝关节背伸、膝关节伸直，下肢抬高至足跟距离床面 10～15 cm，每次保持 30 秒。对这两种锻炼方式的练习次数没有严格要求，以患者不感到疲劳、疼痛，或疼痛可以耐受为宜。指导术后患者佩戴膝关节铰链式支具，并在助行器辅助下行走。告知患者术后进行功能锻炼应遵医嘱，避免患侧肢体负重，遵循循序渐进的原则，逐步增加行走距离和行走速度。在此过程中，注意保护患者，避免其发生跌倒。功能锻炼后即刻冰敷患侧膝关节，以减轻运动后的关节内渗出和肿胀。

4. 预防性用药　后交叉韧带重建术后应用抗生素 2 天，以预防感染。异体肌腱植入术后应用地塞米松 3 天，以预防排斥反应。

第 3 节
康复

一、第 1 阶段：术后 4 周内

（1）原则是膝关节制动，最大限度地保护膝关节，防止移植物松弛。禁止腘绳肌主动收缩。

（2）目的是保护骨和软组织，促进其愈合；减少制动造成的不利影响。

（3）患者教育。使患者了解康复的过程，以及胫骨后方需要支持和避免移植物松弛的意义。

（4）注意事项。早期应进行等长肌力练习和相邻关节活动度的训练，以避免不必要的粘连和肌肉萎缩。功能练习的早期和初期，因肌力水平较低，组织存在较为明显的炎性反应，且重建的韧带尚较为脆弱，故以小负荷的耐力练习为主。

具体的康复锻炼方案如下。

1. 术后第 1~2 天

（1）开始活动足趾、踝关节。

（2）踝泵运动。用力、缓慢、全范围的踝关节跖屈和背伸活动可促进血液循环、消除肿胀，对防止静脉血栓形成有重要意义。

（3）术后 6 小时开始进行股四头肌等长收缩练习，即大腿肌肉的收缩和放松。

（4）锻炼后即可给予患侧膝关节冰敷，以减轻疼痛和肿胀。

2. 术后第 3 天至术后第 2 周

（1）继续进行以上练习。

（2）活动髌骨。双手按在髌骨边缘上，分别向上、下、左、右缓慢、用力地推动髌骨至极限位置。

（3）直腿抬高练习。伸膝后直腿抬高至足跟距离床面 10~15 cm，每次保持 30 秒。

（4）髋关节外展、后伸训练。

（5）锻炼后即可给予患侧膝关节冰敷，以减轻疼痛和肿胀。

3. 术后第 3~4 周

（1）继续进行以上练习，逐渐挂双拐下地行走，但患肢不负重。

（2）抗阻踝关节屈伸训练。用弹力带做抗阻踝关节跖屈、背伸运动。

（3）抗阻直腿抬高练习。

（4）抗阻髋关节外展、后伸训练。

注意：后外侧复合体损伤术后 4 周内，严格佩戴长腿直支具，避免髋关节内收；后交叉韧带重建术后 4 周内，佩戴长腿直支具或铰链式支具。

二、第 2 阶段：术后第 5～12 周

目的是增加关节活动度和强化肌力。具体的康复锻炼方案如下。

1. 术后第 5～8 周

（1）活动髌骨。

（2）膝关节活动度训练。被动屈膝 0°～90°。

（3）强化肌力训练，包括抗阻直腿抬高练习、股四头肌多点等长收缩训练。

2. 术后第 9～10 周

（1）活动髌骨。

（2）膝关节活动度训练。术后第 10 周被动屈膝 0°～100°。

（3）强化肌力训练，即继续进行上述训练。

3. 术后第 11～12 周

（1）继续进行以上练习。

（2）膝关节活动度训练。术后第 11 周被动屈膝 0°～110°，术后第 12 周被动屈膝 0°～120°。

（3）负重和平衡训练，包括平行杠内患肢部分负重训练（负重量为患者体重的 25%～100%，循序渐进地增加），以及重心左右、前后转移训练。

三、第 3 阶段：术后第 4～6 个月

目的是强化肌力，提高关节的稳定性，恢复各项日常生活活动能力。具体的康复锻炼方案如下。

（1）肌力训练，即等张股四头肌肌力训练。

（2）本体感觉训练（稳定性训练）。

（3）步态训练。

四、第 4 阶段：术后第 6～12 个月

目的是全面恢复各项日常生活活动，强化肌力和关节稳定性，逐渐恢复运动。具体的康复锻炼方案如下。

（1）适应性训练，即功率自行车训练。

（2）肌力训练，即等张股四头肌肌力训练。

（3）平衡和稳定性训练。

（4）灵活性训练。

第七章　膝关节多发韧带损伤和膝关节脱位的护理

第1节
概述

一、相关解剖

膝关节的稳定性主要依靠骨和多种软组织结构来维持。在这些软组织结构中，有4组主要韧带，即前交叉韧带、后交叉韧带、内侧副韧带、外侧副韧带，它们是维持关节稳定性的最主要的结构。不论膝关节处于伸直还是屈曲状态，前、后交叉韧带均呈紧张状态，前交叉韧带可限制胫骨向前移动，后交叉韧带可限制胫骨向后移动。内侧副韧带位于股骨内侧髁与胫骨内侧髁之间，有深、浅两层纤维。浅层纤维呈三角形，十分坚韧；深层纤维与关节囊融合，部分与内侧半月板相连。外侧副韧带起于股骨外上髁，其远端呈腱性结构，与股二头肌肌腱汇合成联合肌腱，一起附着于腓骨头上。外侧副韧带与外侧半月板之间有滑囊相隔。膝关节伸直时两侧副韧带拉紧，无内收、外展与旋转动作；膝关节屈曲时，韧带逐渐松弛，膝关节的内收、外展与旋转动作亦增加。

二、疾病概述

在上述4组韧带中，2组及2组以上韧带同时损伤即为多发韧带损伤（图7-1）。股骨下端两髁关节面与胫骨上端平台发生移位，以膝关节肿胀、积血、疼痛、功能丧失为主要表现的疾病被称为膝关节脱位。膝关节多发韧带损伤和膝关节脱位是严重的膝关节损伤，前者常是

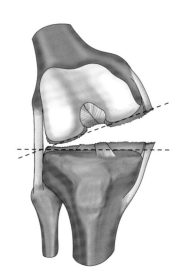

图7-1　多发韧带损伤

严重暴力所致膝关节脱位或一过性脱位的结果。随着交通事故的增多，此类患者也越来越多。膝关节多发韧带损伤和膝关节脱位会造成膝关节明显不稳定，如果得不到及时、正确的治疗，患者将会出现膝关节残障。

三、损伤的病因

1. **内侧副韧带损伤**　主要为膝外翻暴力所致。当膝关节内侧受到的直接暴力使膝关节猛烈外翻时，内侧副韧带便会撕断；当膝关节半屈曲时，小腿突然外展和外旋也会使内侧副韧带断裂。内侧副韧带损伤多见于运动伤，可合并半月板和前交叉韧带损伤，多见于足球、滑雪、摔跤等竞技项目。

2. **外侧副韧带损伤**　主要为膝内翻暴力所致。因外侧的髂胫束比较强韧，外侧副韧带的单独损伤少见，多合并半月板和后交叉韧带的损伤。如果暴力强大，髂胫束和腓总神经都可能受累。

3. **前交叉韧带损伤**　一般前交叉韧带很少单独损伤，往往合并内侧副韧带和半月板的损伤。但在膝关节过伸时，患者也有可能会出现前交叉韧带的单独损伤。另外，暴力若来自膝关节后方，也可使前交叉韧带断裂。前交叉韧带损伤亦多见于竞技运动。

4. **后交叉韧带损伤**　无论膝关节处于屈曲位还是伸直位，来自前方的、使胫骨近端后移的暴力都可以使后交叉韧带断裂。后交叉韧带损伤多见于直接暴力所致的外伤。膝关节脱位的患者可同时出现前、后交叉韧带的损伤。

四、手术方式

膝关节多发韧带损伤的主要治疗手段是手术，视损伤情况行交叉韧带重建、侧副韧带的修补或重建，以及撕脱骨折的复位固定或重建等。韧带手术完成后，要进行康复锻炼，以恢复股四头肌肌力、膝关节的活动度和膝关节的本体感觉。

第2节
护理

一、术前护理

1. 术前宣教

（1）宣教功能锻炼的重要性。指导并监督患者在入院后进行股四头肌等长收缩练习、直腿抬高练习、踝泵运动，从而为术后康复奠定良好的基础。

（2）宣教手术的目的和意义。告知患者膝关节多发韧带损伤或膝关节脱位是严重的膝关节损伤，如果得不到及时、正确的治疗，将会出现严重的关节功能障碍。告知患者膝关节多发韧带损伤的主要治疗手段是手术。

（3）宣教术后护理用具的使用和注意事项。为患者讲解术后应用气垫的目的：应用气垫抬高患肢可减轻膝关节术后肿胀，利于下肢静脉回流，从而可以防止下肢静脉血栓形成和小腿肿胀。向患者讲解术后应用膝关节铰链式支具和助行器的目的：术后应用膝关节铰链式支具可保护患肢，防止患者无意识地使膝关节发生错动。告知患者术后患肢不能立即负重，需借助助行器行走。向患者讲解膝关节铰链式支具和助行器的使用注意事项并演示使用方法（使用方法请参阅《骨科支具护理规范化操作》）。

2. 术前护理　包括皮肤准备、药敏试验、生命体征的监测和术后骨科专科用具的试戴。

二、术后护理

1. 常规护理　包括生命体征的监测、饮食指导和专科护理（参见第三章）。

2. 患肢护理　如合并后交叉韧带损伤，需于患者的小腿后侧放置软垫，以保持胫骨上段前向移动的倾向，减轻重建后的后交叉韧带的张力。患肢应尽量保持足尖向上、中立位，以免压迫神经。观察患肢的渗血情况，检查手术部位敷料包扎的松紧度是否适宜，必要时更换敷料。观察患肢是否发生肿胀，评估肿胀的部位和程度，及时发现术后形成的静脉血栓。评估患肢的活动度和皮肤感觉，如发生患肢不能活动或患肢麻痹，需寻找原因并及时处理，防止术后神经损伤。评估膝关节铰链式支具的佩戴是否正确、松紧度是否适宜，避免影响患肢肢端的血供和活动。

3. **指导患者进行院内功能锻炼**　指导患者在床上进行踝泵运动和直腿抬高练习。踝泵运动要求患者做最大限度的踝关节背伸和跖屈动作。向患者解释这个动作可以带动下肢各大肌群（尤其是胫骨前肌、腓肠肌）做动态的舒缩训练，以促进血液循环、减轻肢体肿胀。直腿抬高练习要求患者保持踝关节背伸、膝关节伸直，下肢抬高至足跟距离床面 10～15 cm，每次保持 30 秒。对这两种锻炼方式的练习次数没有严格的要求，以患者不感到疲劳、疼痛，或疼痛可以耐受为宜。嘱患者术后进行功能锻炼应遵医嘱，循序渐进。指导术后患者佩戴膝关节铰链式支具，并在助行器辅助下行走，避免患侧肢体负重，并同样遵循循序渐进的原则，逐步增加行走距离和行走速度。在此过程中，注意保护患者，避免发生跌倒。功能锻炼后即刻冰敷患侧膝关节，以减轻运动后的关节内渗出和肿胀。

第 3 节
康复

一、第 1 阶段：术后 4 周内

（1）原则是膝关节制动，最大限度地保护膝关节，防止移植物松弛。禁止腘绳肌主动收缩。

（2）目的是保护骨和软组织，促进其愈合，减少制动造成的不利影响。

（3）患者教育。使患者了解康复的过程，以及胫骨后方需要支持和避免移植物松弛的意义。

（4）注意事项。早期应进行等长肌力练习和相邻关节活动度的训练，以避免不必要的粘连和肌肉萎缩。功能练习的早期和初期，因肌力水平较低，组织存在较为明显的炎性反应，且重建的韧带尚较为脆弱，故以小负荷的耐力练习为主。

具体的康复锻炼方案如下。

1. 术后第 1～2 天

（1）开始活动足趾、踝关节。

（2）踝泵运动。用力、缓慢、全范围的踝关节跖屈和背伸活动可促进血液循环、消除肿胀，对防止静脉血栓形成有重要意义。

（3）术后 6 小时开始进行股四头肌等长收缩练习，即大腿肌肉的收缩和放松。

（4）锻炼后即可给予患侧膝关节冰敷，以减轻疼痛和肿胀。

2. 术后第 3 天至术后第 2 周

（1）继续进行以上练习。

（2）活动髌骨。双手按在髌骨边缘处，分别向上、下、左、右缓慢、用力地推动髌骨至极限位置。

（3）直腿抬高练习。伸膝后直腿抬高至足跟距离床面 10～15 cm，每次保持 30 秒。

（4）髋关节外展、后伸训练。

（5）锻炼后即可给予患侧膝关节冰敷，以减轻疼痛和肿胀。

3. 术后第 3～4 周

（1）继续进行以上练习，逐渐挂双拐下地行走，但患肢不负重。

（2）抗阻踝关节屈伸训练。用弹力带做抗阻踝关节跖屈、背伸运动。

（3）抗阻直腿抬高练习。

（4）抗阻髋关节外展、后伸训练。

注意：后外侧复合体损伤术后 4 周内，严格佩戴长腿直支具，避免髋关节内收；后交叉韧带重建术后 4 周内，佩戴长腿直支具或铰链式支具。

二、第 2 阶段：术后第 5～12 周

目的是增加关节活动度和强化肌力。具体的康复锻炼方案如下。

1. 术后第 5～8 周

（1）活动髌骨。

（2）膝关节活动度训练。被动屈膝 0°～90°。

（3）强化肌力训练，包括抗阻直腿抬高练习、股四头肌多点等长收缩训练。

2. 术后第 9～10 周

（1）活动髌骨。

（2）膝关节活动度训练。术后第 10 周被动屈膝 0°～100°。

（3）强化肌力训练，即继续进行上述训练。

3. 术后第 11～12 周

（1）继续进行以上练习。

（2）膝关节活动度训练。术后第 11 周被动屈膝 0°～110°，术后第 12 周被动屈膝 0°～120°。

（3）负重和平衡训练，包括平行杠内患肢部分负重训练（负重量为患者体重的 25%～100%，循序渐进地增加），以及重心左右、前后转移训练。

三、第 3 阶段：术后第 4～6 个月

目的是强化肌力，提高关节的稳定性，恢复各项日常生活活动能力。具体的康复锻炼方案如下。

（1）肌力训练，即等张股四头肌肌力训练。

（2）本体感觉训练（稳定性训练）。

（3）步态训练。

四、第 4 阶段：术后第 6～12 个月

目的是全面恢复各项日常生活活动，强化肌力和关节稳定性，逐渐恢复运动。具体的康复锻炼方案如下。

（1）适应性训练，即功率自行车训练。

（2）肌力训练，即等张股四头肌肌力训练。

（3）平衡和稳定性训练。

（4）灵活性训练。

第八章 髌骨脱位的护理

第 1 节
概述

一、相关解剖

髌骨位于膝关节前方，是人体内最大的籽骨，被包埋于股四头肌肌腱内，为三角形的扁平骨。其底朝上，尖向下；前面粗糙，有股四头肌包绕；后面为光滑的关节面，与股骨滑车相对，参与膝关节的构成；下缘通过髌韧带与胫骨结节相连。髌骨具有保护膝关节、增强股四头肌肌力的作用。膝关节囊周围有韧带加固。前方是髌韧带，该韧带是股四头肌肌腱的延续，从髌骨下端延伸至胫骨结节。在膝关节两侧，有髌内侧支持带和髌外侧支持带，这两条韧带由股内侧肌和股外侧肌肌腱膜延伸而来，并与膝关节囊相融合。

二、疾病概述

髌骨脱位分为外伤性脱位、复发性脱位和习惯性脱位等。髌骨脱位患者的髌骨运行轨迹如图 8–1 所示。

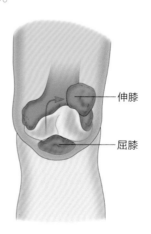

伸膝

屈膝

图 8–1 髌骨脱位

三、手术方式

1. **复发性髌骨脱位、胫骨结节－股骨滑车值（tibial tuberosity-trochlear groove distance，TT-TG）正常、无高位髌骨的患者**　手术方式：单纯的内侧髌骨股骨韧带重建术。

2. **复发性髌骨脱位、TT-TG 大于 20 mm、无高位髌骨的患者**　手术方式：内侧髌骨股骨韧带重建术、胫骨结节内移截骨术。

3. **复发性髌骨脱位伴有高位髌骨，但 TT-TG 正常的患者**　手术方式：内侧髌骨股骨韧带重建术、胫骨结节远端移位术。

4. **复发性髌骨脱位伴有 TT-TG 大于 20 mm，同时存在高位髌骨的患者**　手术方式：内侧髌骨股骨韧带重建术、胫骨结节内移＋远端移位术。

5. **复发性髌骨脱位、滑车发育不良的患者**　手术方式：滑车成形术、内侧髌骨股骨韧带重建术，可能根据病情行胫骨结节移位术、外侧支持带松解术。

6. **J 形征阳性，股骨过度内旋或膝关节外翻大于 10° 的患者**　手术方式：内侧髌骨股骨韧带重建术、股骨远端截骨术。

7. **固定性脱位的患者**　手术方式：滑车成形术、外侧支持带松解术、内侧髌骨股骨韧带重建术，可能根据病情行胫骨结节内移术或胫骨结节上移术。

说明：第 1～4 种手术方式针对的是复发性髌骨脱位并伴有轻度滑车发育不良的患者，这 4 类患者在全部髌骨脱位患者中所占的比例高达 80%～90%，相应的手术方法也是临床中比较常见的。第 5～7 类患者在临床中较少见，所列出的几种手术方式主要适用于某些固定性髌骨脱位和某些重度滑车发育不良的患者。

第 2 节
护理

一、术前护理

1. 术前宣教

（1）宣教功能锻炼的重要性。指导并监督患者在入院后进行股四头肌等长收缩练习、直腿抬高练习、踝泵运动，从而为术后康复奠定良好的基础。

（2）宣教手术的目的和意义。为患者讲解以下内容。①髌骨脱位大多是由先天性发育不良造成的，髌骨脱位有诸多易发因素。②依据先天性畸形的程度，其手术方式多不相同。对于多次髌骨脱位的患者，应当考虑手术治疗。目前，内侧髌骨股骨韧带重建术为首选方案。但是，由于多数髌骨脱位患者的膝关节存在解剖异常的因素，因此，手术方案应当根据具体情况而定。

（3）宣教术后护理用具的使用和注意事项。为患者讲解术后应用气垫的目的：应用气垫抬高患肢可减轻膝关节术后肿胀，利于下肢静脉回流，防止下肢静脉血栓形成和小腿肿胀。向患者讲解术后应用膝关节铰链式支具和助行器的目的：术后应用膝关节铰链式支具可以保护患肢，防止患者无意识地使膝关节发生错动。告知患者术后患肢不能立即负重，需借助助行器行走。向患者讲解膝关节铰链式支具和助行器的使用注意事项并演示使用方法（使用方法请参阅《骨科支具护理规范化操作》）。

2. **术前护理**　包括皮肤准备、药敏试验、生命体征的监测和术后骨科专科用具的试戴。

二、术后护理

1. **常规护理**　包括生命体征的监测、饮食指导和专科护理（参见第三章）。

2. **患肢护理**　观察患肢的渗血情况，检查手术部位敷料包扎的松紧度是否适宜，必要时更换敷料。观察患肢是否发生肿胀，评估肿胀的部位和程度，及时发现术后出现的静脉血栓。评估患肢的活动度和皮肤感觉，如发生患肢不能活动或患肢麻痹，需寻找原因并及时处理，防止术后神经损伤。评估膝关节铰链式支具的佩戴是否正确、松紧度是否适宜，避免影响患肢肢端的血供和活动。截骨手术患者术中出血量比关节镜手术患者多，故术后应严密观察患者的皮温、血供、足背动脉搏动、患侧踝关节的跖屈和背伸活动等，并评估患肢的肿胀情况，对比观察健侧与患侧足背动脉的搏动，及时发现骨筋膜室综合征和血肿的发生。

3. **指导患者进行院内功能锻炼**　指导患者在床上进行踝泵运动和直腿抬高练习。踝泵运动要求患者做最大限度的踝关节背伸和跖屈动作。向患者解释这个动作可以带动下肢各大肌群（尤其是胫骨前肌、腓肠肌）做动态的舒缩训练，以促进血液循环、减轻肢体肿胀。直腿抬高练习要求患者保持踝关节背伸、膝关节伸直，下肢抬高至足跟距离床面 10～15 cm，每次保持 30 秒。对这两种锻炼方式的练习次数没有严格要求，以患者不感到疲劳、疼痛，或疼痛可以耐受为宜。嘱患者术后进行功能锻炼应遵医嘱，循序渐进。指导术后患者佩戴膝关节铰链式支具，并在助行器辅助下行走。嘱患者避免患侧肢体负重，遵循循序渐进的原则，逐步增加行走距离和行走速度。在此过程中，注意保护患者，避免其发生跌倒。功能锻炼后即刻冰敷患侧膝关节，以减轻运动后的关节内渗出和肿胀。

4. **用药指导**　依据手术方式、术后引流量、血红蛋白浓度变化等来确定患者是否口服铁剂和接受补液治疗。

第 3 节
康复

一、第 1 阶段：术后第 1 周

目的是减轻患肢肿胀、疼痛，防止膝关节粘连、肌肉萎缩。可佩戴长腿支具并拄双拐下地行走，患肢不负重。具体的康复锻炼方案如下。

（1）踝关节主动屈伸锻炼（踝泵运动）。踝关节用力、缓慢、全范围的跖屈和背伸活动可促进血液循环、消除肿胀，对防止下肢深静脉血栓形成有重要意义。

（2）活动髌骨。用手将髌骨向上、下、内侧推动，防止髌骨粘连。避免向外侧推髌骨。

（3）直腿抬高练习。伸膝后保持膝关节伸直，下肢抬高至足跟距离床面 10～15 cm，每次保持 30 秒。此练习可用于防止肌肉萎缩。

（4）膝关节活动度训练。要求患侧膝关节能够被动伸直到 0°；屈膝角度应根据疼痛耐受程度循序渐进地增加，可超过 90°。原则是做被动的、闭链的屈膝锻炼，可以采用以下几种方法。①仰卧位闭链屈膝锻炼：要求屈膝过程中足跟不离开床面，在床面上活动，这种方式称为"闭链"。②可以采用足沿墙壁下滑的锻炼来代替；或坐在椅子上，健侧足辅助患侧进行屈膝锻炼。

（5）锻炼后即可给予患侧膝关节冰敷，以减轻疼痛和肿胀。

（6）超短波消肿治疗可促进患肢消肿、减轻疼痛，有利于患者进行功能锻炼。

二、第 2 阶段：术后第 2 ~ 4 周

目的是增加关节活动度和强化肌力。

此阶段嘱患者继续进行前一阶段的康复锻炼，加强主动屈伸锻炼和肌力练习，并加强患膝活动度的训练，使膝关节主动屈曲活动度达到 110° 以上。此外，进行主动短弧练习（0° ~ 45°）：膝下垫枕，做主动伸展练习，使足跟离开床面。

三、第 3 阶段：术后第 5 ~ 12 周

目的是通过负重和本体感觉训练提高关节的控制能力和稳定性，逐步改善步态。此阶段保留直腿抬高练习和膝关节屈曲练习。具体的康复锻炼方案如下。

（1）主动长弧练习（0° ~ 90°）。患者坐于床边，屈膝 90°，小腿自然下垂，用力收缩股四头肌，伸直膝关节，使小腿向上挺直，静止 1 秒，垂下小腿。如此反复练习，每组 20 次，组间休息 30 秒，连续练习 2 ~ 3 组为 1 节，每天练习 3 节。

（2）负重和平衡训练，包括平行杠内患肢部分负重训练（负重量为患者体重的 25% ~ 100%，循序渐进地增加），以及重心左右、前后转移训练。

四、第 4 阶段：术后第 4 ~ 6 个月

目的是增加关节活动度，强化肌力和关节稳定性，恢复各项日常生活活动

能力。具体的康复锻炼方案如下。

练习主动屈伸，角度与健侧相同。开始抗阻强化练习，进行全蹲练习、跪坐练习，每个动作间隔 5 秒，每次坚持 1 分钟，每组 5 次，每天练习 2～3 组。还可进行蹬踏练习、强化肌力练习、膝环绕练习、跳上－跳下练习、侧向跨跳练习、蹦床练习、慢跑、骑自行车练习，以增加关节的灵活性。抗阻训练的进度取决于患者的恢复情况，不可急进。需要强调的是，此阶段重建的韧带尚不够坚固，应循序渐进，且应强化肌力以保证膝关节在运动中的稳定性和安全，必要时可戴护膝。

第九章　色素沉着绒毛结节性滑膜炎的护理

第1节
概述

一、相关解剖

滑膜是一层具有丰富血管的结缔组织，除了关节软骨和半月板之外，它覆衬着关节内的大部分结构，包括关节纤维囊的内侧面、关节内韧带和肌腱表面，以及关节内的骨表面。滑膜可分为2层，即较薄的表层和滑膜下层。表层有2~3层细胞，在电镜下可确认出2种细胞，即巨噬细胞样细胞和成纤维细胞样细胞，但两者之间无明显的界线。它们和巨噬细胞密切相关。完全正常的滑膜是平滑的，一般没有绒毛状突起。

二、疾病概述

色素沉着绒毛结节性滑膜炎（pigmented villonodular synovitis，PVNS）是一种增殖性疾病，常发生于滑膜关节、腱鞘和滑囊，病因不明（图9-1）。色素沉着绒毛结节性滑膜炎的发病年龄多为20~40岁，以青壮年多见。膝关节是最常受累的部位，接下来依次为髋、踝和足。色素沉着绒毛结节性滑膜炎的组织病理学表现类似于发生在手和足的腱鞘巨细胞瘤。常见表现是滑膜肥厚、膝关节肿胀，肿胀逐渐加重且与间歇性关节积血有关。

PVNS分为弥漫型和局限型。①弥漫型PVNS好发于30~40岁成人，多为单关节发病，男、女无明显差别。它也可以发生于儿童，极少见，其特征是多关节受累，常伴发先天性异常和家族史。临床表现为关节肿胀和进行性加重的疼痛不适、僵硬，当病变累及软骨和骨时，上、下楼梯时会出现疼痛，半蹲疼，屈伸时关节弹响，以及交锁等症状。②局限型PVNS病变可发生于腱鞘和关节，前者的发病率比后者更高。位于腱鞘的局限型PVNS病变好发于年龄较大的患者，以 50 ~ 60 岁常见，且女性多于男性。结节型病变通常是无痛的，表现为逐渐增大的肿块，是累及关节的局限型病变。临床表现为间歇性的轻度肿胀和疼痛。结节质韧，可有游离体感。当结节被嵌入关节的两骨端时，可发生交锁或伸展受限。

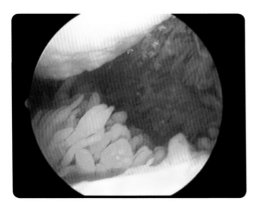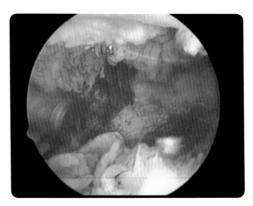

图 9-1　关节镜下的色素沉着绒毛结节性滑膜炎

三、手术方式

关节镜下滑膜清除术。

第 2 节
护理

一、术前护理

1. 术前宣教

（1）宣教功能锻炼的重要性。指导并监督患者在入院后进行股四头肌等长收缩练习、直腿抬高练习、踝泵运动，从而为术后康复奠定良好的基础。

（2）宣教手术的目的和意义。告知患者虽然 PVNS 可通过手术进行清理，但存在一定的复发概率，并且手术治疗是缓解症状的唯一方法。

（3）宣教术后护理用具的使用和注意事项。为患者讲解术后应用气垫的目的：应用气垫抬高患肢可减轻膝关节术后肿胀，利于下肢静脉回流，防止下肢静脉血栓形成和小腿肿胀。向患者讲解术后可不使用膝关节铰链式支具和助行器。嘱患者术后行走和锻炼应遵循循序渐进的原则。

2. **术前护理** 包括皮肤准备、药敏试验和生命体征的监测。

二、术后护理

1. **常规护理** 包括生命体征的监测、饮食指导和专科护理（参见第三章）。

2. **患肢护理** 观察患肢的渗血情况，检查手术部位敷料包扎的松紧度是否适宜，必要时更换敷料。观察患肢是否发生肿胀，评估肿胀的部位和程度，及时发现术后出现的静脉血栓。评估患肢的活动度和皮肤感觉，如发生患肢不能活动或患肢麻痹，需寻找原因并及时处理，防止术后神经损伤。评估膝关节铰链式支具的佩戴是否正确、松紧度是否适宜，避免影响患肢的肢端血供和活动。此类患者术后引流量较多，关节肿胀情况较重，应密切观察患者引流液的性质、量、颜色。根据引流情况，及时了解患者的血红蛋白浓度，遵医嘱及时为患者进行补液治疗和物理消肿治疗。

3. **指导患者进行院内功能锻炼** 指导患者在床上进行踝泵运动和直腿抬高练习。踝泵运动要求患者做最大限度的踝关节背伸和跖屈动作。向患者解释这个动作可以带动下肢各大肌群（尤其是胫骨前肌、腓肠肌）做动态的舒缩训练，以促进血液循环、减轻肢体肿胀。直腿抬高练习要求患者保持踝关节背伸、膝关节伸直，下肢抬高至足跟距离床面 10～15 cm，每次保持 30 秒。对上述两种锻炼方式的练习次数没有严格要求，以患者不感到疲劳、疼痛，或疼痛可以耐受为宜。嘱患者术后进行功能锻炼应遵医嘱，循序渐进。告知术后患者可不佩戴膝关节铰链式支具，并且无须在助行器辅助下行走。嘱患者遵循循序渐进的原则，逐步增加行走距离和行走速度。在此过程中，注意保护患者，避免其发生跌倒。功能锻炼后即刻冰敷患侧膝关节，以减轻运动后的关节内渗出和肿胀。

第 3 节
康复

具体的康复锻炼方案同半月板损伤切除术后的功能锻炼（参见第四章第3节）。

注意事项：PVNS 相对较易复发，复发者一般不出现明显的关节肿胀，而疼痛和功能障碍较首次发病更重，且随着病情的发展可出现关节骨质结构的损害，从而导致永久性功能障碍。告知患者若术后再次出现发作性关节疼痛、功能障碍，即使关节肿胀不明显，也应尽早回医院检查和治疗。

第十章 胫骨髁间棘撕脱骨折的护理

第1节
概述

一、相关解剖

胫骨髁间棘位于胫骨内外侧平台之间，包括内侧与外侧部分。前交叉韧带附着于胫骨内侧髁间棘上，内侧半月板与外侧半月板前角之间。此部位还有横韧带通过，若髁间棘发生撕脱骨折，则横韧带可能会被卡压于撕脱骨块之间，影响复位。

二、疾病概述

胫骨髁间棘撕脱骨折（图 10-1）是前交叉韧带损伤的一种类型，损伤早期及时、恰当的治疗能较好地恢复前交叉韧带的稳定功能。反之，则可能造成膝关节不稳定或畸形愈合，导致髁间窝撞击，引起伸膝受限，晚期只能通过前交叉韧带重建、髁间窝成形或骨块去除等手术方法予以补救。胫骨髁间棘撕脱骨折为前交叉韧带止点的骨折，约占前交叉韧带损伤的 14%。髁间棘撕脱骨折的移位会导致前交叉韧带功能丧失和外侧半月板前角损伤，复位不佳会引起膝关节撞击。传统的切开复位、钢丝内固定手术虽然可有效复位和固定骨折块，但切口较长、创伤大，术后锻炼期痛苦而漫长，易发生膝关节僵直，且有髁间

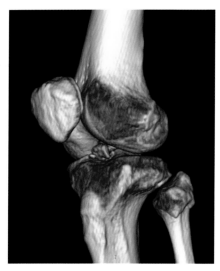

图 10-1 胫骨髁间棘撕脱骨折的 CT 三维重建

窝狭窄、操作不便等缺点。关节镜为治疗此类骨折提供了一种新的选择，其手术损伤小、术野广（图 10-2），可同时诊断和治疗膝关节内合并的损伤，更可准确地复位和固定骨折块，住院期和术后恢复期短，术后功能恢复满意。

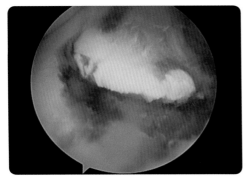 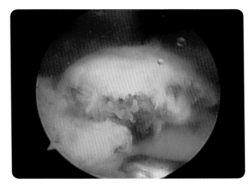

图 10-2　关节镜下胫骨髁间棘撕脱骨折

三、手术方式

关节镜下复位、空心钉内固定术。

第 2 节
护理

一、术前护理

1. 术前宣教

（1）宣教功能锻炼的重要性。指导并监督患者在入院后进行股四头肌等长收缩练习、直腿抬高练习和踝泵运动，从而为术后康复奠定良好的基础。

（2）宣教手术的目的和意义。向患者讲解对于胫骨髁间棘撕脱骨折，只需将骨折端钉回到原来的位置，手术方法并不复杂，从而消除患者的担心。告知患者手术的目的是解剖复位。

（3）宣教术后护理用具的使用和注意事项。为患者讲解术后应用气垫的目的：应用气垫抬高患肢可减轻膝关节术后肿胀，利于下肢静脉回流，防止下肢静脉血栓形成和小腿肿胀。为患者讲解术后应用膝关节铰链式支具和助行器的目的：术后应用膝关节铰链式支具可保护患肢，防止患者无意识地主动屈曲膝关节或使膝关节发生错动。告知患者术后患肢不能立即负重，需借助助行器行走。向患者讲解膝关节铰链式支具和助行器的使用注意事项并演示使用方法（使用方法请参阅《骨科支具护理规范化操作》）。

2.　**术前护理**　包括皮肤准备、药敏试验、生命体征的监测和术后骨科专科用具的试戴。

二、术后护理

1.　**常规护理**　包括生命体征的监测、饮食指导、专科护理（参见第三章）。

2.　**患肢护理**　观察患肢的渗血情况，检查手术部位敷料包扎的松紧度是否适宜，必要时更换敷料。观察患肢是否发生肿胀，评估肿胀的部位和程度，及时发现术后出现的静脉血栓。评估患肢的活动度和皮肤感觉，如发生患肢不能活动或患肢麻痹，需寻找原因并及时处理，防止术后神经损伤。评估膝关节铰链式支具的佩戴是否正确、松紧度是否适宜，避免影响患肢的肢端血供和活动。

3.　**指导患者进行院内功能锻炼**　指导患者在床上进行踝泵运动和直腿抬高练习。踝泵运动要求患者做最大限度的踝关节背伸和跖屈动作。向患者解释这个动作可以带动下肢各大肌群（尤其是胫骨前肌、腓肠肌）做动态的舒缩训练，以促进血液循环、减轻肢体肿胀。直腿抬高练习要求患者保持踝关节背伸、膝关节伸直，下肢抬高至足跟距离床面 10～15 cm，每次保持 30 秒。对这两种锻炼方式的练习次数没有严格要求，以患者不感到疲劳、疼痛，或疼痛可以耐受为宜。嘱患者术后进行功能锻炼应遵医嘱，循序渐进。指导术后患者佩戴膝关节铰链式支具，并在助行器的辅助下行走。嘱患者遵循循序渐进的原则，逐步增加行走距离和行走速度。在此过程中，注意保护患者，避免其发生跌倒。功能锻炼后即刻冰敷患侧膝关节，以减轻运动后的关节内渗出和肿胀。

第 3 节
康复

　　具体的康复锻炼方案同前交叉韧带损伤术后患者的康复方案（参见第五章第 3 节）。

第十一章 膝关节粘连的护理

第1节
概述

一、疾病概述

膝关节粘连好发于下肢骨折的患者，因其患肢长期固定、活动减少，下肢和膝关节的血液和淋巴液淤滞以及含有浆液纤维素性液体的组织水肿可造成膝关节内的粘连（图 11-1）。

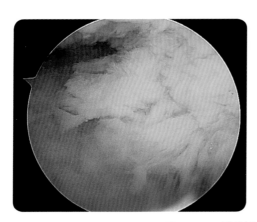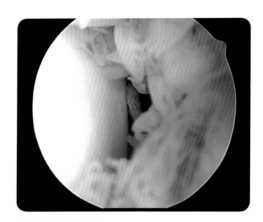

图 11-1　关节镜下可见的膝关节粘连

膝关节粘连是一种较为常见的膝关节创伤后并发症，患者常由于创伤后功能锻炼不当、关节固定时间较长等而发生关节内瘢痕粘连或关节周围软组织挛缩，表现为膝关节主动、被动活动度受限。严重的膝关节粘连可导致日常生活功能障碍，影响患者的日常生活。多数患者需要接受松解手术治疗。

二、手术方式

关节镜下膝关节松解术。

第 2 节
护理

一、术前护理

1. 术前宣教

（1）宣教功能锻炼的重要性。指导并监督患者在入院后进行股四头肌等长收缩练习、直腿抬高练习、踝泵运动，从而为术后康复奠定良好的基础。

（2）宣教手术的目的和意义。向患者解释以下内容：通过手术进行关节松解是可能改善膝关节功能的最佳方式，只有进行手术才能使关节活动度尽可能恢复正常或接近正常，从而提高日常生活能力，改善生活质量。

（3）宣教术后护理用具的使用和注意事项。对于膝关节伸直位强直的患者，告知患者术后 24 小时内需用仪器来保持膝关节屈曲 90°。对于膝关节屈曲位强直的患者，告知患者术后 24 小时内将使用膝关节铰链式支具来维持患侧膝关节伸直位（即 0° 位），其目的是降低再粘连的风险。为患者讲解术后应用持续被动活动（continuous passive motion，CPM）机来锻炼的目的是帮助其尽快恢复关节活动度。向患者解释关节松解术后可不使用助行器行走。

2. 术前护理　包括皮肤准备、药敏试验和生命体征的监测。

二、术后护理

1. 常规护理　包括生命体征的监测、饮食指导、专科护理（参见第三章）。

2. 患肢护理　观察患肢的渗血情况，检查手术部位敷料包扎的松紧度是否适宜，必要时更换敷料。观察患肢是否发生肿胀，评估肿胀的部位和程度，及时发现术后出现的静脉血栓。评估患肢的活动度和皮肤感觉，如发生患肢不能活动或患肢麻痹，需寻找原因并及时处理，防止术后神经损伤。对于术前膝关节屈曲位强直的患者，术后需评估膝关节铰链式支具的佩戴是否正确、角度是否正确、松紧度是否适宜，避免影响患肢的肢端血供和活动。对于术前膝关

节伸直位强直的患者，术后使用仪器以使膝关节维持在屈曲 90° 的位置，并给予冰袋持续冰敷，以减轻渗出和关节肿胀。避免佩戴支具造成的压力性损伤。

3. 指导患者进行院内功能锻炼　指导患者在床上进行踝泵运动和直腿抬高练习。踝泵运动要求患者做最大限度的踝关节背伸和跖屈动作。向患者解释这个动作可以带动下肢各大肌群（尤其是胫骨前肌、腓肠肌）做动态的舒缩训练，以促进血液循环、减轻肢体肿胀。直腿抬高练习要求患者保持踝关节背伸、膝关节伸直，下肢抬高至足跟距离床面 10 ~ 15 cm，每次保持 30 秒。对上述两种锻炼方式的练习次数没有严格的要求，以患者不感到疲劳、疼痛，或疼痛可以耐受为宜。术后早期进行功能锻炼时，可借助 CPM 机来帮助患者尽早恢复膝关节的被动活动度。根据患者的锻炼情况安排膝关节的主动活动。指导术后患者佩戴膝关节铰链式支具，注意保持正确的角度。功能锻炼后即刻冰敷患侧膝关节，以减轻运动后的关节内渗出和肿胀。

第 3 节
康复

一、第 1 阶段：术后第 1 周

麻醉药药效减退后即可进行股四头肌等长收缩练习，两侧肢体同时进行。休息时患肢抬高 20° ~ 30°，并用弹性绷带包扎，目的在于减少术后出血、减轻水肿。同时进行膝关节被动活动度的训练，以术中松解的最大角度为最大练习角度。训练结束后给予患侧膝关节冰敷，以利于关节消肿。

二、第 2 阶段：术后第 2 ~ 4 周

逐渐增加膝关节的主动和被动活动度。术后第 2 周，膝关节被动屈曲的最大角度达到术中松解的最大角度，主动屈曲的最大角度比被动屈曲的最大角度小 20°。可通过功率自行车训练来维持关节活动度。每次运动后用冰袋冰敷 30 分钟，以免关节内出血造成再粘连。

三、第 3 阶段：术后第 5 周及以后

坚持每天进行股四头肌的锻炼、踝关节抗阻锻炼和膝关节屈曲练习，还可借助辅助器进行下蹲锻炼，或通过功率自行车训练以最大限度地恢复关节的功能。以主动锻炼为主，被动锻炼为辅。

第十二章　盘状软骨损伤的护理

第1节
概述

一、相关解剖

半月板为膝关节上、下两个长骨之间的一层软骨垫，左、右膝关节均有 2 块半月板，即内侧半月板和外侧半月板，它们有缓冲关节运动、润滑关节、保护关节面和增加关节活动稳定性的作用。盘状软骨是半月板的异常形态，较正常的半月板大而厚，尤其是其体部呈盘状（图 12-1），因而得名。

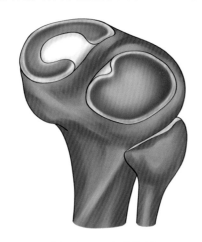

图 12-1　盘状软骨

二、疾病概述

按照外侧胫骨平台被覆盖的程度和后方半月板胫骨附着部的情况，将外侧盘状软骨分为完全型、不完全型和 Wrisberg 型。完全型和不完全型更为常见，呈盘状，并有半月板的后部附着。这两种类型常无症状，在膝关节屈伸活动的过程中，没有半月板的异常活动。假如不完全型或完全型盘状软骨发生了撕裂，症状与半月板撕裂相似，包括外侧关节间隙压痛、弹响。盘状软骨的异常活动可导致膝关节屈伸过程中出现弹响（即膝关节弹响综合征）。内侧盘状软骨较外侧盘状软骨少见。多数内侧盘状软骨患者的症状与内侧半月板撕裂一致。在损伤后，可进行盘状软骨成形术。

三、手术方式

关节镜下盘状软骨成形术、盘状软骨切除术、盘状软骨成形＋缝合修补术。

第 2 节
护理

一、术前护理

1. 术前宣教

（1）宣教功能锻炼的重要性。指导并监督患者在入院后进行股四头肌等长收缩练习、直腿抬高练习和踝泵运动，为术后康复奠定良好的基础。

（2）宣教手术的目的和意义。为患者讲解盘状软骨损伤后需要进行盘状软骨成形术，手术的目的是帮助患者恢复半月板的正常形状。而是否需要进行损伤软骨的缝合要通过术中关节镜的探查，根据盘状软骨损伤的程度而定。

（3）宣教术后护理用具的使用和注意事项。为患者讲解术后应用气垫的目的：应用气垫抬高患肢可减轻膝关节术后肿胀，利于下肢静脉回流，防止下肢静脉血栓形成和小腿肿胀。对于接受单纯盘状软骨成形术的患者，告知其术后不需要使用膝关节铰链式支具和助行器。对于接受盘状软骨成形＋缝合修补术的患者，告知其术后需要使用膝关节铰链式支具和助行器，并向其讲解使用方法（使用方法请参阅《骨科支具护理规范化操作》）。

2. 术前护理　包括皮肤准备、药敏试验和生命体征的监测。

二、术后护理

1. **常规护理**　包括生命体征的监测、饮食指导和专科护理（参见第三章）。

2. **患肢护理**　观察患肢的渗血情况，检查手术部位敷料包扎的松紧度是否适宜，必要时更换敷料。观察患肢是否发生肿胀，评估肿胀的部位和程度，及时发现术后出现的静脉血栓。评估患肢的活动度和皮肤感觉，如发生患肢不能活动或患肢麻痹，需寻找原因并及时处理。

3. **指导患者进行功能锻炼**　指导患者在床上进行踝泵运动和直腿抬高练习。踝泵运动要求患者做最大限度的踝关节背伸和跖屈动作。向患者解释这个动作可以带动下肢各大肌群（尤其是胫骨前肌、腓肠肌）做动态的舒缩训练，以促进血液循环、减轻肢体肿胀。直腿抬高练习要求患者保持踝关节背伸、膝关节伸直，下肢抬高至足跟距离床面 10～15 cm，每次保持 30 秒。对上述两种锻炼方式的练习次数没有严格要求，以患者不感到疲劳、疼痛，或疼痛可以耐受为宜。

指导术后患者在无助行器辅助的情况下行走，遵循循序渐进的原则，逐步增加行走距离和行走速度，逐步增加患肢的负重力量。在此过程中，注意保护患者，避免其发生跌倒。功能锻炼后即刻冰敷患侧膝关节，以减轻运动后的关节内渗出和肿胀。

第 3 节
康复

具体的康复锻炼方案同半月板部分切除术后的康复方案（参见第四章）。

第十三章 股骨髋臼撞击症的护理

第1节
概述

一、相关解剖

髋关节的主要结构包括髋臼、股骨头、关节盂唇和圆韧带。当前，许多髋关节的病变，例如股骨髋臼撞击症、髋关节盂唇撕裂、髋臼或股骨头软骨损伤、圆韧带撕裂、髋关节内游离体等，均可以通过关节镜进行有效的治疗。

二、疾病概述

股骨髋臼撞击症与髋臼和股骨头颈结合部的发育异常有关。正常情况下，股骨头颈结合部有一定程度的偏移，但有些患者存在"手枪柄"型的股骨颈，股骨头颈结合部缺乏正常的偏移。还有些患者存在髋臼的过度覆盖，髋臼前壁过度突出。在这种发育异常的基础上，股骨颈在髋关节屈曲和内收时可能与髋臼反复撞击（图13-1），从而导致盂唇撕裂或者髋臼、股骨头的软骨损伤，从而使患者出现髋关节前方深部的疼痛，或髋关节内收、内旋受限，或疼痛、弹响和不适，且活动时疼痛加重。患者在平地上行走和直向屈曲时，疼痛可能能够忍受，但冲击性活动（如在斜坡或楼梯上行走或进行旋转运动）通常会使疼痛加剧。久坐后突然站起、穿鞋袜和剪趾甲时都可能出现疼痛。通过X线片、磁共振成像（MRI）或磁共振血管造影（MRA）检查常常能够发现其病变的部位、程度和损伤的类型。

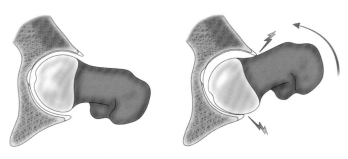

图 13-1　股骨髋臼撞击症

三、手术方式

关节镜下髋臼和股骨头颈结合部成形术、关节镜下髋臼盂唇修补术、关节镜下骨赘切除术、关节镜下游离体取出术。

第 2 节
护理

一、术前护理

1. 术前宣教

（1）宣教功能锻炼的重要性，并指导患者进行术前功能锻炼，为术后康复奠定良好的基础。指导并监督患者在入院后进行股四头肌等长收缩练习、直腿抬高练习、踝泵运动。指导患者进行髋关节和下肢的功能锻炼，以预防臀肌和股四头肌萎缩。指导患者加强梨状肌和髂腰肌的功能锻炼。

（2）宣教手术的目的和意义。为患者解释以下内容：股骨髋臼撞击症大多是由先天性发育因素造成的，对于此类患者，需进行髋臼的修整，使解剖结构尽可能恢复正常。对于股骨髋臼撞击症合并盂唇损伤的患者，告知其为了不影响髋臼盂唇的生理功能，需接受髋臼盂唇修补术。

（3）宣教术后护理用具的使用和注意事项。对于拟接受关节镜下髋臼和股骨头颈结合部成形术的患者，告知其术后可以在无助行器辅助的情况下部分负重行走。而对于拟接受髋臼盂唇修补术的患者，告知其术后须借助助行器行走，患肢不可负重。教会患者正确使用助行器的方法。

2. **术前护理**　包括皮肤准备、药敏试验、生命体征的监测和术后骨科专科用具的试戴。

二、术后护理

1. **常规护理**　包括生命体征的监测、饮食指导和专科护理（参见第三章）。

2. **患肢护理**　观察患侧髋关节的渗血情况，必要时更换敷料。髋关节术后疼痛较重，可对患侧给予冰敷护理，以缓解疼痛。

3. **指导患者进行院内功能锻炼**　髋关节镜术后患者在 2 个月内禁止做直腿抬高动作。髋关节术后训练分为 3 个阶段。院内功能锻炼阶段为被动活动期：术后第 2 天开始，持续 4 周，进行被动屈髋、被动屈髋内旋、被动屈髋外旋、被动伸髋训练。以上功能锻炼适用于大多数髋关节镜术后患者，但如果进行了关节囊修补术，患者术后需要限制外旋和外展动作。每天的被动训练可分为早、中、晚共 3 组，每个动作应达到能耐受的最大范围并逐渐增加角度。在达到终末点后可以维持 30 秒。每组视情况可练习 5～10 次。每组练习完成后如存在肿胀，可进行冰敷。未接受髋臼盂唇修补术的患者可在无助行器的情况下部分负重行走，遵循循序渐进的原则，逐渐增加负重量，直至完全负重行走。接受髋臼盂唇修补术的患者术后患肢不可负重，需借助助行器行走。第 2 阶段和第 3 阶段的康复训练详见后文。

第 3 节
康复

一、关节镜下髋臼和股骨头颈结合部成形术 / 关节镜下髋关节游离体取出术

具体的康复锻炼方案如下。

1. 第 1 阶段：术后第 1～4 周

（1）术后第 1 天指导患者进行主动和被动屈髋、被动屈髋内旋、被动屈髋外旋、被动伸髋、被动外展髋、被动内收髋的训练。每天的训练分为早、中、晚共 3 组，每个动作应达到能耐受的最大范围并逐渐增加角度。在达到终末点后可以维持 30 秒。每组视情况可练习 5～10 次。练习完成后即刻给予冰敷。

（2）负重练习。术后第 2 天开始挂双拐部分负重练习 1 周，挂单拐部分负重练习 1 周，单拐应放在健侧。第 3 周完全去拐负重行走。

2. 第 2 阶段：术后第 5～8 周

（1）双腿架桥训练。用于锻炼臀大肌、臀中肌、臀小肌和腰背肌，每天的训练可分为早、中、晚共 3 组，每组可从 5 次开始，逐渐增加到 20 次，每次持续 10～30 秒。

（2）侧向抬腿。用于锻炼臀中肌，每天的训练可分为早、中、晚共 3 组，每组可从 5 次开始，逐渐增加到 20 次，每次持续 10～30 秒。

二、关节镜下髋臼盂唇修补术

具体的康复锻炼方案如下。

1. 第 1 阶段：术后第 1～4 周

（1）术后 2 个月内禁止练习直腿抬高，避免患肢负重。

（2）术后限制髋关节外旋和外展。术后第 2 天开始进行主动和被动屈髋、被动屈髋内旋、被动伸髋训练。每天的训练分为早、中、晚共 3 组，每个动作应达到能耐受的最大范围并逐渐增加角度。在达到终末点后可以维持 30 秒。每组视情况可练习 5～10 次。练习完成后即刻给予冰敷。

2. 第 2 阶段：术后第 5～8 周

（1）双腿架桥训练。用于锻炼臀大肌、臀中肌、臀小肌和腰背肌，每天的训练可分为早、中、晚共 3 组，每组可从 5 次开始，逐渐增加到 20 次，每次持续 10～30 秒。

（2）侧向抬腿。用于锻炼臀中肌，每天的训练可分为早、中、晚共 3 组，每组可从 5 次开始，逐渐增加到 20 次，每次持续 10～30 秒。

（3）负重练习。术后第 7 周开始，拄双拐部分负重 1 周，然后改为拄单拐部分负重 1 周，然后完全去拐负重行走。

第十四章 踝关节撞击症的护理

第1节
概述

一、相关解剖

踝关节由胫骨、腓骨下端的关节面与距骨滑车构成，故又称距小腿关节。胫骨的下关节面和内、外踝关节面共同形成的"冂"形的关节窝，容纳距骨滑车（关节头）。由于滑车关节面前宽后窄，当足背伸时，较宽的前部进入窝内，关节稳定；但在跖屈时，如下坡时，滑车较窄的后部进入窝内，踝关节松动且能做侧方运动，此时踝关节容易发生扭伤，其中以内翻损伤最多见（因为外踝比内踝长而低，可阻止距骨过度外翻）。

二、疾病概述

踝关节撞击症（ankle impingement syndrome）是距骨和胫骨前方骨性或软组织撞击所导致的，以踝关节前侧、前内侧和（或）前外侧疼痛、肿胀、功能障碍，特别是背伸疼痛和背伸下蹲功能障碍为主要表现的临床综合征。前方踝关节撞击症是造成踝关节前方疼痛的主要原因之一，它是由于胫骨远端前方或距骨颈异常增生的骨赘突入胫距关节内，在踝关节背伸过程中发生撞击，从而造成活动受限和疼痛。

前方踝关节撞击症的病因并不明确，但该病在运动员和舞蹈演员中比较多见，可能与反复的微创伤有关。也有人认为前方关节囊的反复牵扯是产生骨赘的主要原因。Morris 最早在 1943 年对这类损伤进行了描述，并称之为"运动员踝"（athlete's ankle）。Stoller 等的研究发现，在舞蹈演员中有 59% 的人存在踝关节前方的骨赘，但大多数人可能并没有症状。此后，许多学者对这类损伤进行了研究，大多数人将这类损伤命名为前方踝关节撞击症。最常用于评估这类损伤的检查方法是侧位 X 线片，Scranton 和 McDermott 根据侧位 X 线片对前方踝关节撞击症进行了分级。

（1）Ⅰ 级损伤。胫骨远端前方出现骨赘，但骨赘长度小于或等于 3 mm（图 14–1）。

（2）Ⅱ 级损伤。胫骨远端前方骨赘长度大于 3 mm（图 14–2）。

（3）Ⅲ 级损伤。胫骨远端前方骨赘合并距骨颈部位的骨赘（图 14–3）。

（4）Ⅳ 级损伤。胫骨远端前方与距骨颈部位的骨赘相互接触（图 14–4）。

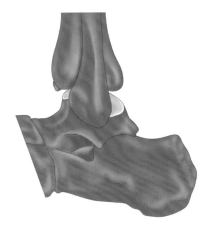

图 14-1　前方踝关节撞击症Ⅰ级损伤

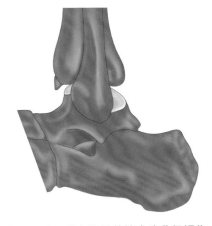

图 14-2　前方踝关节撞击症Ⅱ级损伤

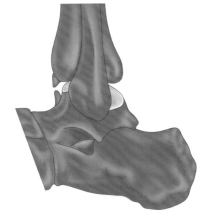

图 14-3　前方踝关节撞击症Ⅲ级损伤

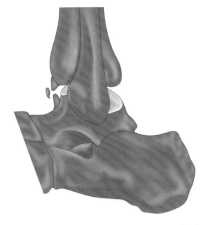

图 14-4　前方踝关节撞击症Ⅳ级损伤

当前，对于后方踝关节撞击症的概念还缺乏统一的认识，Jaivin 和 Ferkel 等将后踝的韧带损伤命名为"软组织撞击"（soft tissue impingement），Hamilton 等将胫骨后方关节面与跟骨之间接触产生的症状称为"骨性撞击"（bony impingement）。曾经关于后方踝关节撞击症有多种不同的命名方法，实际上，后方踝关节撞击症通常是指踝关节后方在被动跖屈的过程中出现疼痛的一类临床征象。

三、手术方式

关节镜下滑膜部分切除术、关节镜下骨赘切除术、滑膜清扫术或游离体取出术。

第 2 节
护理

一、术前护理

1. 术前宣教

（1）宣教功能锻炼的重要性。指导并监督患者在入院后进行股四头肌等长收缩练习、直腿抬高练习、踝泵运动，从而为术后康复奠定良好的基础。

（2）宣教手术的目的和意义。对于踝关节撞击症或关节游离体，只需做简单的滑膜清扫术或游离体取出术。告知患者手术方法很简单，无须担心。相对于通过有限的关节切开来进行滑膜切除术，关节镜下手术可能是一个更好的选择。

（3）宣教术后护理用具的使用和注意事项。为患者讲解术后应用气垫的目的：应用气垫抬高患肢可减少踝关节渗出，减轻关节术后肿胀，并且利于下肢静脉回流，防止下肢静脉血栓形成和小腿肿胀。

2. 术前护理　包括皮肤准备、药敏试验、生命体征的监测和术后骨科专科用具的试戴。

二、术后护理

1. **常规护理**　包括生命体征的监测、饮食指导和专科护理（参见第三章）。

2. **患肢护理**　观察患侧踝关节的渗血情况，检查手术部位敷料包扎的松紧度是否适宜，必要时更换敷料。观察患肢是否发生肿胀，评估肿胀的部位和程度。评估患肢的活动度和皮肤感觉，如发生患肢不能活动或患肢麻痹，需寻找原因并及时处理，防止术后神经损伤。观察患侧足趾的血供情况，若发现异常，及时查找原因并处理。

3. **指导患者进行院内功能锻炼**　指导患者术后第 2 天开始在床上进行踝关节被动活动练习和直腿抬高练习。要求患者做最大限度的踝关节背伸和跖屈动作。向患者解释这个动作可以带动下肢各大肌群（尤其是胫骨前肌、腓肠肌）做动态的舒缩训练，以促进血液循环、减轻肢体肿胀。直腿抬高练习要求患者保持踝关节背伸、膝关节伸直，下肢抬高至足跟距离床面 10～15 cm，每次保持 30 秒。对上述两种锻炼方式的练习次数没有严格的要求，以患者不感到疲劳、疼痛，或疼痛可以耐受为宜。指导术后患者在无助行器的情况下部分负重行走，遵循循序渐进的原则，逐渐增加负重量，直至完全负重行走。

4. **遵医嘱预防性用药**　关节镜下滑膜部分切除术、关节镜下骨赘切除术后只需预防性应用抗生素 1 天。

第 3 节
康复

一、第 1 阶段：术后第 1 周

（1）主动和被动活动。术后第 1 天开始做主动和被动跖屈、背伸，每天的训练可分为早、中、晚共 3 组，每个动作应达到能耐受的最大范围并逐渐增加角度。在达到终末点后可以维持 30 秒。每组视情况可练习 5～10 次。若每组练习完成后存在肿胀，可给予冰敷。

（2）负重练习。术后第 1 天开始挂双拐部分负重，练习 1 周。

二、第 2 阶段：术后第 2～3 周

（1）继续进行以上主动和被动活动练习。

（2）负重练习。术后第 2 周内，拄单拐部分负重，单拐应放在健侧。术后第 3 周开始完全去拐负重行走。

三、第 3 阶段：术后第 4 周及以后

（1）力量训练。患者完全负重后 2 周开始进行双足提踵练习，双足提踵练习达到自如后开始进行单足提踵练习。

（2）肌肉训练。每天的训练可分为早、中、晚共 3 组，每组可从 5 次开始，逐渐增加到 20 次，每次持续 10～30 秒。

第十五章　距骨骨软骨损伤的护理

第1节
概述

一、相关解剖

距骨位于胫骨、腓骨和跟骨之间，它支撑着身体并将重力传导至足部。距骨分为头、颈、体3部分。距骨上有5个关节面，参与构成踝关节、距下关节（又称距跟关节）、距舟关节。距骨头呈半圆形，与足舟骨的关节面构成距舟关节；底面有前跟关节面和中跟关节面，分别与跟骨的相应关节面形成关节。

二、疾病概述

距骨骨软骨损伤是踝关节慢性疼痛的主要病因之一，多见于男性，约10%的患者为双侧受累。踝关节反复扭伤、既往骨折史可能是其主要病因。距骨骨软骨损伤按部位可分为前外侧穹隆损伤和后内侧穹隆损伤。后内侧穹隆损伤（图15-1）最常见，且更严重。

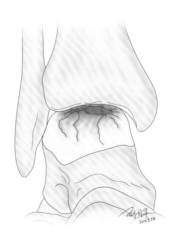

图 15-1　距骨骨软骨损伤

距骨骨软骨损伤的典型临床表现是踝关节慢性持续性疼痛，其他临床表现还包括反复发生的踝关节肿胀、乏力、僵硬或不稳。

三、手术方式
关节镜下微细骨折术、自体骨软骨移植术。

第 2 节
护理

一、术前护理

1. 术前宣教

（1）宣教功能锻炼的重要性。指导并监督患者在入院后进行股四头肌等长收缩练习、直腿抬高练习和踝泵运动，从而为术后康复奠定良好的基础。

（2）宣教手术的目的和意义。向患者讲解这类损伤的手术治疗效果相对较好。告知患者距骨骨软骨损伤的具体手术方案需经关节镜探查后，依据损伤程度来确定。

（3）宣教术后护理用具的使用和注意事项。为患者讲解术后应用气垫的目的：应用气垫抬高患肢可减少踝关节渗出，减轻关节术后肿胀，并且利于下肢静脉回流，防止下肢静脉血栓形成和小腿肿胀。向患者讲解踝关节支具的佩戴方法，并嘱患者佩戴时要注意松紧度，过松不能起到固定踝关节的作用，过紧则影响血液循环。

2. 术前护理
包括皮肤准备、药敏试验、生命体征的监测和术后骨科专科用具的试戴。

二、术后护理

1. 常规护理
包括生命体征的监测、饮食指导和专科护理（参见第三章）。

2. 患肢护理
观察患侧踝关节的渗血情况，检查手术部位敷料包扎的松紧度或踝关节支具的松紧度是否适宜。观察患肢是否发生肿胀，评估肿胀的部位和程度，必要时更换敷料或重新佩戴支具。评估患肢的活动度和皮肤感觉，如发生患肢不能活动或患肢麻痹，需寻找原因并及时处理，防止术后神经损伤。观察患侧足趾的血供情况，若发现异常，应查找原因，并及时采取措施。

3. 指导患者进行院内功能锻炼　指导患者术后第 2 天开始在床上进行踝关节被动活动练习。要求患者最大限度地做踝关节的背伸和跖屈动作。告知患者术后佩戴踝关节支具的相关事项。

第 3 节
康复

一、第 1 阶段：术后第 1~8 周

术后第 1 天开始被动跖屈、被动背伸踝关节。每天的训练可分为早、中、晚共 3 组，每个动作应达到能耐受的最大范围并逐渐增加角度。在达到终末点后可以维持 30 秒。每组视情况可练习 5~10 次。若每组练习完成后踝关节出现肿胀，可给予冰敷。指导患者在助行器辅助下行走（患侧不负重）。未做练习时佩戴支具。

二、第 2 阶段：术后第 9~11 周

（1）继续进行以上被动活动训练。

（2）负重练习。术后第 9 周开始挂双拐部分负重，练习 1 周。然后改为挂单拐部分负重，练习 1 周，单拐应放在健侧。术后第 11 周开始完全去拐负重行走。

三、第 3 阶段：术后第 12 周及以后

（1）力量训练。患者完全负重后 2 周开始进行双足提踵练习，双足提踵达到自如后开始进行单足提踵练习。

（2）肌肉训练。每天的训练可分为早、中、晚共 3 组，每组可从 5 次开始，逐渐增加到 20 次，每次持续 10~30 秒。

第十六章　踝关节不稳定的护理

第1节
概述

一、相关解剖

1. **外踝关节不稳定**　踝关节囊的外侧面在距腓前韧带、距腓后韧带和跟腓韧带的部位被延长。在外踝的这3根韧带（图16-1）中，距腓前韧带和跟腓韧带在临床上更重要。

距腓前韧带是踝关节囊增厚并延伸形成的，从腓骨远端前缘到距骨颈，长度相对较短。距腓前韧带的方向随踝关节的位置改变而发生变化。跖屈位时，其与足的长轴平行；背伸位时，其与胫骨和腓骨的长轴垂直。距腓前韧带在踝关节背伸位和中立位时应变最小，在踝关节逐渐跖屈时应变逐渐增加。

跟腓韧带是一根分散的、关节外的圆形韧带，它跨越踝关节和距下关节，从腓骨远端下方斜行向后，止于跟骨的外侧中部。此韧带是关节外韧带，但与其下方的腓骨肌腱鞘有紧密的联系。跟腓韧带通常处于放松状态，只有在施加后外侧力时才会紧张。由于其独特的解剖方向，跟腓韧带对于稳定距下关节也起到重要作用。

2. **内踝关节不稳定**　内踝韧带为三角韧带（图16-2），此韧带分为深层和浅层。深层连接内踝和距骨的内侧边缘；浅层是一个宽的、扇形结构，连接足舟骨、距骨支持带和距骨的后缘。深层纤维限制距骨的外旋，浅层纤维限制距骨的外翻。

3. **下胫腓韧带复合体损伤**　下胫腓韧带复合体包括4个结构：下胫腓前韧带、下胫腓后韧带、下胫腓横韧带和骨间膜。踝关节背伸时，下胫腓前、后韧带的应变增加；距骨外旋时，下胫腓前韧带的应变增加。

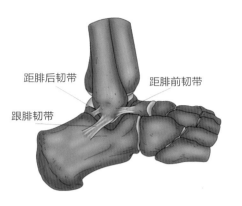

图 16-1　外踝韧带包括距腓前韧带、跟腓
韧带和距腓后韧带

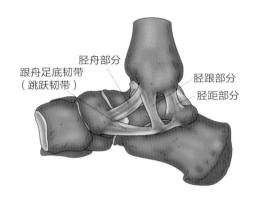

图 16-2　内踝三角韧带：分为深层和浅
层，共包括 4 个部分

二、疾病概述

踝关节韧带在旋转和跳跃运动中非常容易发生损伤，大多数韧带损伤可自行痊愈，但部分患者经过保守治疗后，仍然存在不同程度的不稳定。对于这些患者，需进行手术治疗。外踝韧带损伤相对更常见，下胫腓韧带复合体和三角韧带损伤相对少见。

三、手术方式

关节镜下踝关节韧带修复术或重建术。

第 2 节
护理

一、术前护理

1. 术前宣教

（1）宣教功能锻炼的重要性。指导并监督患者在入院后进行股四头肌等长收缩练习、直腿抬高练习和踝泵运动，从而为术后康复奠定良好的基础。

（2）宣教手术的目的和意义。向患者讲解这类损伤的手术治疗效果相对较好。告知患者踝关节不稳定的手术方案大致可分为 2 类，即韧带的重建或修复手术，而采用何种方式须根据损伤程度来定。

（3）宣教术后护理用具的使用和注意事项。为患者讲解术后应用气垫的目的：应用气垫抬高患肢可减少踝关节渗出，减轻关节术后肿胀，并且利于下肢静脉回流，防止下肢静脉血栓形成和小腿肿胀。告知患者踝关节支具的佩戴方法，并嘱患者佩戴时要注意松紧度，过松不能起到固定踝关节的作用，过紧则影响正常的血液循环。

2. **术前护理**　包括皮肤准备、药敏试验、生命体征的监测和术后骨科专科用具的试戴。

二、术后护理

1. **常规护理**　包括生命体征的监测、饮食指导和专科护理（参见第三章）。

2. **患肢护理**　观察患侧踝关节的渗血情况，检查手术部位敷料包扎的松紧度或踝关节支具佩戴的松紧度是否适宜。观察患肢是否发生肿胀，评估肿胀的部位和程度，必要时更换敷料或重新佩戴支具。评估患肢的活动度和皮肤感觉，如发生患侧不能跖屈、背伸或患肢麻痹，需寻找原因并及时处理，防止术后神经损伤。观察患侧足趾的血供情况，发现异常时查找原因，并及时采取措施。

3. **指导患者进行院内功能锻炼**　踝关节韧带损伤患者术后禁止做关节的被动活动练习。告知患者踝关节的被动活动练习需遵医嘱在术后第4周开始进行，住院期间无特殊的功能锻炼。指导术后患者在助行器辅助下行走（患侧不负重）。告知患者术后佩戴踝关节支具3周。

第3节
康复

一、第1阶段：术后第1~3周

此阶段不要求患肢做踝关节的被动活动练习。患侧肢体不可负重，并且必须佩戴踝关节支具3周。

二、第 2 阶段：术后第 4~6 周

主动和被动活动：术后第 4 周开始，进行踝关节主动和被动跖屈、被动背伸练习。每天的被动活动练习可分为早、中、晚共 3 组，每个动作应达到能耐受的最大范围并逐渐增加角度，在达到终末点后可以维持 30 秒。每组视情况可练习 5~10 次。若每组练习完成后存在肿胀，可给予冰敷。此阶段不要求患肢负重。

三、第 3 阶段：术后第 7~9 周

负重练习：术后第 7 周开始，拄双拐部分负重，练习 1 周；然后改为拄单拐部分负重，练习 1 周，单拐应放在健侧；第 9 周开始完全去拐负重行走。

四、第 4 阶段：术后第 10 周及以后

（1）力量训练。患肢完全负重后 2 周开始进行双足提踵练习，双足提踵达到自如后开始进行单足提踵练习。

（2）肌肉训练。每天的训练可分为早、中、晚共 3 组，每组可从 5 次开始，逐渐增加到 20 次，每次持续 10~30 秒。

第三篇
上肢运动损伤性
疾病的护理

第十七章 肱骨近端骨折的护理

第1节
概述

一、相关解剖

肱骨的上端呈半球形,称为肱骨头。肱骨头周围的浅沟称为解剖颈。肱骨头外侧有大结节,前面有小结节。肱骨头与肱骨体的交界处称为外科颈。肱骨下端有 2 个关节面,内侧的称为肱骨滑车,外侧的称为肱骨小头。肱骨滑车和肱骨小头的前上方有冠突窝,后上方有鹰嘴窝。肱骨下端的两侧各有一突起,分别称为内上髁和外上髁。内上髁的后面有尺神经沟,有尺神经通过。

二、疾病概述

肱骨近端骨折是临床上常见的一类骨折,据报道占所有骨折的 4%～5%。其中 85% 的患者无明显移位或仅有轻微移位,可通过保守治疗获得良好的效果,另外 15%(即有明显移位的肱骨近端骨折)的患者需要接受手术治疗。肱骨近端骨折的分类详见图 17-1。随着骨科器械和内固定材料的改进,目前可应用多种手术方法来治疗肱骨近端骨折,常规方法有克氏针张力带固定、T 形钢板固定、三叶草钢板固定、可吸收缝线缝合、假体置换等。在两部分外科颈骨折中,累及节段较长的可用髓内针固定;肱骨近端锁定钢板由于其角度稳定性的特点克服了传统钢板的不足,故锁定钢板为切开复位内固定治疗肱骨近端骨折提供了另一种方法。以上两种方法被称为复位内固定术。但是一些复杂骨折患者多合并肱骨头血供的破坏,单纯内固定或外固定术后常出现骨坏死。对于合并骨质疏松的高龄患者,很难做到坚强固定,术后骨折不愈合或延迟愈合的发生率较高。而近年来逐渐成熟的人工肩关节置换术无疑是一种有效的治疗手段。还有一些中老年患者由于外伤或既往手术导致肱骨近端骨性结构严重破坏，且同时存在巨大的难以修复的肩袖肌腱损伤，普通的肩关节置换术的效果不佳。在这种情况下，人工反球肩关节置换术成为最佳的手术方式。反球肩关节是一种半限制型人工关节，其设计是将金属球固定于肩盂侧，在肱骨近端截骨后安装类似于肩盂的杯形假体。这种半限制型的设计可替代肩袖肌稳定盂肱旋转中心的作用，从而使三角肌充分发挥其外展肩关节的功能。综上所述，肱骨近端骨折的手术治疗大体分为 3 种：切开复位内固定术、人工肩关节置换术、人工反球肩关节置换术。

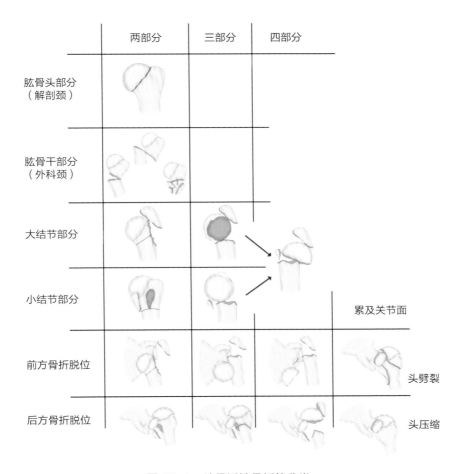

图 17-1　肱骨近端骨折的分类

三、手术方式

切开复位内固定术、人工肩关节置换术和人工反球肩关节置换术。

第2节
护理

一、术前护理

1. 术前宣教

（1）宣教功能锻炼的重要性。为了提高术后肩关节的功能康复效果，向患者说明术前康复锻炼对疗效的影响。术前指导患者进行患肢肌肉的收缩和放松运动，以促进末梢血液循环。指导患者进行手指和腕关节的屈伸运动，并以健肢做示范。

（2）宣教手术的目的和意义。向患者讲解这类损伤的手术治疗效果相对较好。告知患者肱骨近端骨折的手术方案需要依据损伤程度、术后恢复程度、患者的一般情况等许多因素进行评估和确定。向患者解释常用的手术方式。

（3）宣教术后护理用具的使用和注意事项。对于准备接受切开复位内固定术或人工肩关节置换术的患者，告知其术后要佩戴颈腕吊带，并为其演示佩戴方法。佩戴过程中要求保证患侧肘关节屈曲90°。对于准备接受人工反球肩关节置换术的患者，告知其术后要使用外展包。术前为其试戴。

2. 术前护理　包括皮肤准备、药敏试验、生命体征的监测和术后骨科专科用具的试戴。

二、术后护理

1. 常规护理　包括生命体征的监测、饮食指导和专科护理（参见第三章）。

2. 患肢护理　对接受切开复位内固定术或人工肩关节置换术的患者，在其患肢佩戴颈腕吊带以制动。患肢用颈腕吊带将肘关节置于屈曲90°的功能位并悬吊于胸前，肘下垫一个4～5 cm厚的棉垫，以防止皮肤受压。患肢肿胀明显、皮肤张力过高时，及时通知医生并给予及时处理。佩戴过程中如患者感觉约束带过紧，可在颈部垫一块纯棉吸汗手帕，也可垫柔软的纱布，但不可随意将约束带松开。为保证腋下皮肤清洁、干燥、舒适，可将婴儿爽身粉涂在腋下，或在腋下垫一块吸汗手帕。佩戴时间应严格遵医嘱，不可随意拆除。吊带佩戴时应将手部外露，防止患侧手部下垂、肿胀。佩戴期间需注意观察有无皮肤受压症状。对接受人工反球肩关节置换术的患者，术后为其佩戴外展包。观察外展包的位置，如有改变，及时调整。

观察患侧肩关节的渗血情况，必要时更换敷料。观察外展包或颈腕吊带的松紧度是否适宜、佩戴方法是否正确，必要时重新佩戴。观察患肢手指是否发生肿胀，评估肿胀的部位和程度。评估患侧掌指关节的活动度和皮肤感觉，如发生患肢不能活动或患肢麻痹，需寻找原因并及时处理，防止术后神经损伤。观察患侧手指的血供情况，发现异常时查找原因，并及时采取措施。

3. 指导患者进行院内功能锻炼　术后教会患者做手指和腕关节的屈伸运动，方法如下。由肢体远端到近端进行训练，包括同侧手部、腕部、前臂的主动活动，以及肘关节的被动屈曲和主动伸直。手部进行主动握拳和伸指运动，要求动作充分且有一定的力度，重复 20 次为 1 组，上午、下午各练习 1 组。主动屈伸腕关节，并使前臂主动旋前、旋后，每个动作重复 5 次为 1 组，上午、下午各练习 1 组。

4. 遵医嘱预防性用药　切开复位内固定术后需预防性应用抗生素 2 天，即手术日当天和术后第 1 天使用。肩关节置换术后需预防性应用抗生素 3～7 天。

第 3 节
康复

一、切开复位内固定术 / 人工肩关节置换术

1. 第 1 阶段（术后第 1 天至术后第 6 周）　此阶段以肩关节的被动活动为主。

（1）相邻关节的训练。术后第 1 天开始，由肢体远端到近端进行训练，包括手部、腕部、前臂的主动活动及肘关节的屈曲和伸展，20 次为 1 组，上午、下午各练习 1 组。

（2）被动前屈上举。去枕仰卧，患侧手臂放于体侧，健侧手抓住患侧腕部。在患肢不用力的情况下，由健侧手用力使患肢尽可能上举达最大角度，并在该角度处维持 5 秒。重复 4 次为 1 组，上午、下午各练习 1 组。对于人工肩关节置换术后的患者，术后第 3 周开始被动前屈上举 90°。

（3）被动外旋。对于人工肱骨头置换术后的患者，术后第 3 周开始被动外旋 0°。患者平卧，患侧肘关节屈曲 90° 并紧贴在体侧。健侧手用一根木棒顶住患侧手掌。在维持患侧肘关节紧贴体侧的同时，尽力向外推患侧手，达到最大限度后维持 2 分钟。重复 4 次为 1 组，上午、下午各练习 1 组。

（4）体前内收。患者仰卧，用健侧手帮助患侧手摸对侧肩关节，尽量使患侧肘关节越过身体中线的位置并维持 5 秒。术后第 5 周开始。

（5）被动外展 90° 外旋，外展 90° 内旋。术后第 5 周开始。

（6）钟摆练习。患者弯腰，使躯干与地面平行。患侧上肢放松、悬垂，与躯干成 90°。用健侧手托住患侧前臂做顺时针或逆时针划圈运动，划 10 圈为 1 组，上午、下午各练习 1 组。

2. **第 2 阶段（术后第 7~12 周）**　在此阶段，X 线检查可显示骨折端有明确的骨痂形成。根据愈合程度决定去掉制动的时机。该阶段的训练以肩关节的主动活动为主。鼓励患者应用患侧手参与日常生活活动，如洗脸、刷牙、梳头、洗澡、如厕等。此阶段如果患者的肩关节没有达到全范围活动，继续进行上一阶段的肩关节被动活动。

3. **第 3 阶段（术后第 13 周及以后）**　以抗阻训练为主，继续进行牵拉训练（第 1 和第 2 阶段的训练），但应增加运动量和运动持续时间，以增加训练强度。鼓励患者参与日常生活活动和进行体育运动，但应在舒适度以内进行，且应避免接触性运动，最佳的运动有游泳、打乒乓球等。

（1）关节活动度的训练。①患者面对墙站立，离墙 30 cm，患肩做前屈动作，手指爬墙到最大限度时，肩部压向墙壁，维持 1~2 分钟。②患者站立在门边，离墙 30 cm，患肩做外展 90° 外旋动作，肩部压向墙壁，维持 1～2 分钟。

（2）抗阻前屈上举。患者取站立位，患侧手握一个约 500 g 的重物，肘部伸直，上肢向前方抬起至最大限度，维持 5～10 秒，每组做 10 次。

（3）抗阻内旋。在墙上固定一个滑轮，其高度大约与患者站立时肘关节的高度平齐，穿过滑轮坠一个约 500 g 的重物。患侧肘部屈曲 90°，并使其紧贴身体，手握住绳子的尾端，用力使患侧前臂旋向体前，拉起重物。

（4）抗阻外旋。装置同（3），健侧上肢靠近墙而患侧上肢远离墙壁。患侧肘部仍屈曲 90°，并使其紧贴身体。患侧手握绳子的尾端，用力使患侧前臂旋向身体外侧。

（5）抗阻后伸。装置同（3），患者面对墙站立。患侧手拉住绳子尾端，用力向后拉绳子，使重物被拉起。

（6）抗阻前屈。装置同（3），患者背对墙站立。患侧手拉住绳子尾端，用力向前拉绳子。

二、人工反球肩关节置换术

1. 第 1 阶段（术后第 1 天至术后第 3 周）　手指做握拳、伸指等简单动作，每个动作持续 10 秒，主要目的是促进血液循环、减轻患肢肿胀。还可以做腕关节屈伸、前臂旋转、肘关节屈伸动作，以保持相邻关节的活动度。除训练时间外，其他时间均佩戴外展包。每天 24 小时内肘关节均不要超过腋后线。

2. 第 2 阶段（术后第 3～6 周）　除训练时间外，患侧肩关节应用外展包来固定，以防止假体松动、脱位。做邻近关节的被动活动。指导患者取仰卧位并在辅助下进行肩关节的被动前屈、外旋练习。每次练习结束后，用化学冰袋冰敷患侧肩关节 15～20 分钟，以缓解练习造成的局部疼痛。术后早期在腋下夹软枕，术后第 5 周开始进行肩关节的被动外展训练，从外展 40°～50° 开始，逐渐增加外展角度。

3. 第 3 阶段（术后第 6～12 周）　手术 6 周后 X 线片显示肱骨干与大、小结节有愈合表现时，可去掉外展包，开始三角肌的等长收缩练习，以增强肩关节的肌力。患者可进行主动的前屈、外旋活动。此阶段鼓励患者应用患侧手参与日常生活活动，如洗脸、刷牙、梳头、系带、穿上衣、洗澡等。3个月内避免内收、内旋（手背后）动作。

4. 第4阶段（第13周及以后）　在肩关节抗阻训练阶段，应进一步增大关节的活动度并提升肌肉的力量和耐力，增大肩关节向各个方向的牵拉强度。可以进行主动的前屈、外展、后伸、外旋、内旋活动。因接受反球肩关节置换术的患者多为中老年人，并且此种术式所用的肩关节和人体肩关节的结构相反，所以锻炼时肌肉力量有限，重物不宜过重，以0.5～1 kg为宜。同时鼓励患者参与正常的日常生活活动，但应避免参加对抗性的体育活动。建议患者出院后在专业的康复医院内继续进行康复锻炼。对于出院后康复锻炼需要在家中完成的患者，详细告知患者和家属正确的康复锻炼方法。主要包括以下几点。①强调坚持康复锻炼的重要性，肩关节的康复锻炼应每天进行。②在进行肌力和抗阻训练时应量力而行。注意正确掌握运动量，避免患肢提重物，禁止做投掷等运动，以防止人工肱骨头脱位。

第十八章　锁骨远端骨折的护理

第1节
概述

一、相关解剖

锁骨（图18-1）是上肢与躯干的连接和支撑装置，呈"S"形。其近端与胸骨柄形成胸锁关节，远端与肩峰形成肩锁关节。其外侧有喙锁韧带固定。

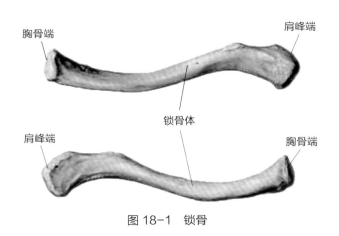

图18-1　锁骨

二、疾病概述

锁骨骨折是常见的骨折之一，其发生率居肩胛带周围骨折的首位。锁骨远端骨折是锁骨骨折的一种类型，占锁骨骨折的10%，发生率仅次于锁骨中段骨折。Neer将锁骨远端骨折分为3种类型。Ⅰ型包括所有肩锁韧带和喙锁韧带之间的骨折，但肩锁韧带和喙锁韧带均未受累。此类骨折通常稳定、无移位，不需要手术治疗。Ⅱ型骨折的骨折端位于锁骨远段并累及喙锁韧带。该韧带呈部分或全部断裂，常需手术治疗。Ⅲ型骨折伤及肩锁关节，可能出现创伤性关节炎，需二期切除锁骨远端以解除疼痛。常见症状包括局部肿胀、皮下淤血、压痛或畸形，畸形处可触及移位的骨折断端。如骨折移位并有重叠，肩峰与胸骨柄间的距离变短。伤侧肢体功能受限，肩部下垂，上臂贴胸不敢活动，并用健侧手托扶患肘，以缓解胸锁乳突肌牵拉引起的疼痛。触诊时骨折部位有压痛，可触及骨擦感和锁骨的异常活动。

三、手术方式

锁骨远端骨折切开复位内固定术等。

第2节
护理

一、术前护理

1．术前宣教

（1）宣教功能锻炼的重要性。指导并监督患者在入院后进行手部、腕部和肘部的功能锻炼，从而为术后康复奠定良好的基础。

（2）宣教手术的目的和意义。为患者讲解锁骨远端骨折切开复位内固定术的手术方法，使其理解手术的意义。

（3）宣教术后护理用具的使用和注意事项。告知患者术后需使用颈腕吊带，为患者讲解术后正确使用颈腕吊带的目的。讲解使用注意事项并演示使用方法（使用方法请参阅《骨科支具护理规范化操作》）。

2．术前护理　包括皮肤准备、药敏试验、生命体征的监测和术后骨科专科用具的试戴。

二、术后护理

1．常规护理　包括生命体征的监测、饮食指导和专科护理（参见第三章）。

2. 患肢护理 观察伤口敷料有无渗血。若患肢肿胀明显，应观察伤口敷料包扎的松紧度。若渗血较多、敷料过紧，应及时通知医生。观察患侧手指的血供和桡动脉搏动情况。若用颈腕吊带将患侧肘关节以屈曲 90° 的功能位悬吊于胸前，则在肘关节处垫一个 4～5 cm 厚的棉垫，以提高患者的舒适度。保持患肢制动，伤口处给予冰敷，以减轻患肢肿胀。指导患者使用冰袋，并告知其意义和注意事项，同时观察有无冻伤。

3. 指导患者进行院内功能锻炼 指导患者进行患肢肌肉的收缩和放松运动，以促进末梢血液循环。指导患者进行手指和腕关节的屈伸运动，并以健肢做示范。方法：用力握拳，持续 6 秒；然后用力伸手指，持续 6 秒；连续锻炼5～6 次，每天 4～5 次。双手对掌，练习腕关节背伸。在颈腕吊带制动下练习屈伸肘关节。告知患者术后功能锻炼应遵医嘱，循序渐进。向患者说明功能锻炼的必要性。此阶段内均须 24 小时佩戴颈腕吊带。

4. 遵医嘱预防性用药 锁骨远端骨折切开复位内固定术后需预防性应用抗生素 2 天。

第 3 节
康复

一、第 1 阶段：术后第 1～6 周

可以进行相邻关节的主动和被动活动。术后第 2～3 周开始进行肩关节被动前屈上举和体侧外旋训练。

二、第 2 阶段：术后第 6～12 周

如果肩关节未达到全范围活动，还要继续进行被动活动训练，增加肩关节的活动度训练，并在术后第 12 周时达到全范围活动。此阶段的患者在摘除吊带后可以进行主动活动。鼓励患者进行日常生活活动，如吃饭、穿衣、洗澡等。避免内收动作。

三、第 3 阶段：术后第 13 周至术后第 6 个月

根据患者情况，逐渐增加抗阻力量训练。

四、第 4 阶段：术后第 7 个月及以后

术后 6 个月内不进行体育活动；6 个月之后，逐渐开始恢复一般性的体育活动，运动强度逐渐增加。

第十九章　肩峰撞击综合征的护理

第 1 节
概述

一、相关解剖

肩关节由以下 4 个关节组成：盂肱关节、肩锁关节、胸锁关节和肩胛胸廓关节。盂肱关节即狭义的肩关节，由肩胛骨的关节盂和肱骨头构成，属于球窝关节。因为肱骨头较大、呈球形，关节盂浅而小，仅包绕肱骨头的 1/3，关节囊薄而松弛，所以肩关节是人体内运动范围最大且最灵活的关节，它可做前屈、后伸、内收、外展、内旋、外旋和环转等运动。肩关节的这个结构特点虽然保证了它的灵活性，但其稳定性较其他关节差，是全身大关节中结构最不稳固的关节。Bigliani 等对肩峰形态进行了描述，在冈上肌出口位上，可以把肩峰的形态分为 3 型：Ⅰ 型为平坦型，约占 18.4%；Ⅱ 型为弧型，约占 52.6%；Ⅲ 型为钩型，约占 29%。其中钩型肩峰撞击综合征的发病率最高。

二、疾病概述

肩峰撞击综合征（subacromial impingement syndrome，SIS）是肩部前屈、外展时，肱骨大结节与喙肩弓反复撞击（图 19-1），导致肩峰下滑囊炎症、肩袖组织退变甚至撕裂，引起肩部疼痛和功能障碍的临床综合征。患者以慢性肩关节疼痛和活动障碍为主要临床表现，可出现肩峰下滑囊炎、冈上肌炎或钙化、肩袖损伤和肱二头肌长头肌腱炎。肩峰撞击综合征是肩关节的常见疾病之一，该病患者在以肩关节疼痛为主诉的全部门诊患者中占 44%～65%。肩峰撞击综合征的发生被认为与肩峰的形态、肩峰下骨赘、肩峰下表面与关节盂的夹角、肩峰下间隙减小、内容物体积增大等因素有关。

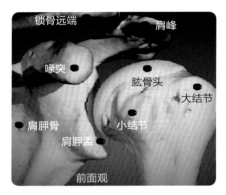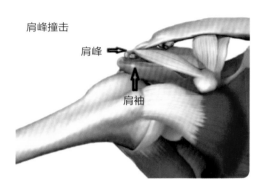

图 19-1　肩关节的骨性结构和撞击部位

肩峰撞击综合征是慢性肩关节疼痛和不稳定的常见原因，肩峰下空间宽度的减小在该病的发生和发展过程中起着重要的作用。该病典型的疼痛症状是由抬臂过头的动作所致，因此，临床上常用抬肩的动作来检查患者。尸体标本的生物力学研究表明，当臂外展 60°～120° 时，肩峰下空间宽度的减小最明显。

三、手术方式

关节镜下肩峰成形术。

第 2 节
护理

一、术前护理

1. 术前宣教

（1）宣教功能锻炼的重要性。指导并监督患者在入院后练习握拳、松拳、握拳并上翘拇指、活动腕关节等动作，从而为术后康复做好准备。

（2）宣教手术的目的和意义。为患者讲解发生肩峰撞击综合征的可能原因，并让患者了解手术方式是依据病因而确定的。告知患者可能需要采取肩峰成形术，并告知患者这种手术方式对术后的日常生活几乎没有影响，从而消除患者的顾虑。

（3）宣教术后护理用具的使用和注意事项。为患者讲解术后应用颈腕吊带的目的，并为其讲解使用注意事项，演示使用方法（使用方法请参阅《骨科支具护理规范化操作》）。

2. **术前护理**　包括皮肤准备、药敏试验、生命体征的监测和术后骨科专科用具的试戴。

二、术后护理

1. **常规护理**　包括生命体征的监测、饮食指导和专科护理（参见第三章）。

2. **患肢护理**　观察患肢的渗血情况，检查手术部位敷料包扎的松紧度是否适宜，必要时更换敷料。观察患肢是否发生肿胀，评估肿胀的部位和程度。评估患肢的活动度和皮肤感觉，如发生患肢不能活动或患肢麻痹，需寻找原因并及时处理。

3. **指导患者进行院内功能锻炼**　指导患者在无颈腕吊带的情况下进行功能锻炼。向患者解释肩峰撞击综合征术后锻炼方式无特殊限制，锻炼后即可进行冰敷以减轻关节腔内的渗出和肩部肿胀。告知患者锻炼要遵循循序渐进的原则，勿过度锻炼，否则易造成精神疲惫、患肢过度疼痛和肿胀，不利于术后患肢的恢复。

第3节
康复

一、第1阶段：术后第1~6周

此阶段内，患者需佩戴颈腕吊带以制动，可进行肩关节的被动活动训练和相邻关节的活动训练。

（1）相邻关节的训练。术后第1天开始，由肢体远端到近端进行训练，包括手部、腕部和前臂的主动活动，以及肘关节的屈曲和伸展，20次为1组，上午、下午各练习1组。

（2）被动前屈上举。去枕仰卧，患侧上肢放于体侧，健侧手扶住患侧肘部。在患侧不用力的情况下，由健侧手用力使患侧上肢尽可能上举达最大角度，并在该角度维持 5 秒。重复 4 次为 1 组，上午、下午各练习 1 组。

（3）被动外旋。患者平卧，患侧肘关节屈曲 90° 并紧贴在体侧。健侧手用一根木棒顶住患侧手掌。在维持患侧肘关节紧贴体侧的同时，尽力向外推患侧手，达到最大限度时维持 5 秒。重复 4 次为 1 组，上午、下午各练习 1 组。

（4）钟摆练习。患者弯腰，使躯干与地面平行，患侧上肢放松、悬垂，使之与躯干成 90°。用健侧手托住患侧前臂做顺时针或逆时针划圈运动，划 10 圈为 1 组，上午、下午各练习 1 组。

二、第 2 阶段：术后第 7~12 周

此阶段患者摘除吊带，但摘除吊带后早期的训练均应保持在肩关节平面以下，且以肩关节的主动活动训练为主。鼓励患者参与日常生活活动。可以进行手指爬墙和棒操训练。

（1）手指爬墙。面对墙站立，患侧手扶墙面，手指向上攀爬，循序渐进。每次 10~20 个往返，每天 3~5 次。

（2）棒操训练。患者平卧于床上，患侧肘关节屈曲 90° 并紧贴在体侧。健侧手用一根木棒顶住患侧手掌，使患侧向远离身体中线的方向运动。4 次为 1 组，每天练习 2 组。

（3）肩关节各个方向的主动活动训练。

三、第 3 阶段：术后第 13 周及以后

此阶段患者可进行抗阻训练和牵伸练习（前 2 个阶段的练习），一直持续至术后 1 年。

（1）哑铃锻炼。患肢持 2~3 kg 的哑铃行肩关节外展、上举练习。可以随着音乐的节奏进行锻炼。8 节为 1 组，每天 1~2 组。

（2）两臂做划船动作或游泳动作，用弹力带进行抗阻运动。

（3）重锤或弹簧拉力计练习。通过提拉重锤或使用弹簧拉力计来强化肩部的力量。上午、下午各 1 次。每周训练 3 次，持续至术后 1 年。

第二十章 肩袖损伤的护理

第1节
概述

一、相关解剖

肩袖由冈上肌、冈下肌、肩胛下肌和小圆肌组成（图20-1），这些肌肉起自肩胛骨体部，组成袖套样结构并包绕肱骨头，止于肱骨的大、小结节。

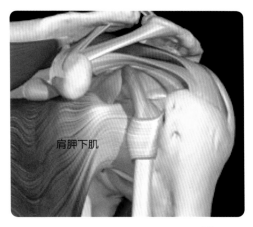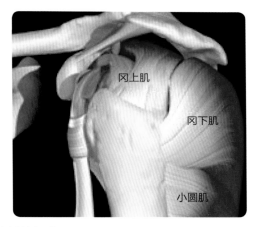

图 20-1 肩袖的组成

二、疾病概述

肩袖肌肉在肩关节的正常生理活动中起着保护肩关节、维持肩关节稳定的重要作用。肩袖损伤可发生在不同年龄组的人群中。随着年龄的增长，肩袖损伤的发生率明显上升。当外伤导致肩袖损伤或肩袖发生退行性变时，肌腱会发生水肿和炎性改变，甚至断裂，从而导致肩关节疼痛、力量弱和活动受限。在老年人中，某些外伤（如肩关节脱位）较易引起肩袖撕裂。若不及时治疗，病变还会进一步恶化，严重妨碍肩关节的功能。临床中常见的肩袖损伤为冈上肌撕裂（图20-2）。

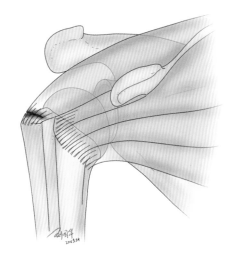

图 20-2　冈上肌撕裂

肩袖损伤主要根据损伤的深度、撕裂的大小、肌腱的质量等因素进行分类。根据肩袖损伤的深度，可分为部分性肩袖损伤和全层肩袖损伤。其中部分性肩袖损伤分为滑囊侧损伤和关节侧损伤，而全层肩袖损伤又可根据不同的方法进行分类，具体如下。

1. Post 分型　①小型损伤，撕裂大小< 1 cm。②中型损伤，撕裂大小为 1~3 cm。③大型损伤，撕裂大小为 3~5 cm。④巨大损伤，撕裂大小> 5 cm。

2. Gerber 分型　①小型损伤，仅涉及 1 条肩袖肌腱。②巨大损伤，涉及 2 条或 2 条以上肩袖肌腱。③不可修复性损伤，涉及 2 条或 2 条以上肩袖肌腱，并且 MRI 显示肌腱内脂肪浸润，术中松解后在外展 60° 时仍不能将肩袖组织移至肌腱止点处。目前对存在明显症状的肩袖损伤患者主张积极进行手术治疗。

三、手术方式

关节镜下肩袖修补术、关节镜下肩峰成形术。

第 2 节
护理

一、术前护理

1. 术前宣教

（1）宣教功能锻炼的重要性。指导并监督患者在入院后进行手部、腕部和肘部的功能锻炼，为术后康复奠定良好的基础。

（2）宣教手术的目的和意义。向患者解释拟定的肩袖修补术是根据肩袖损伤的程度而定的，使其理解肩袖修补术的意义。

（3）宣教术后护理用具的使用和注意事项。告知患者根据肩袖损伤程度，术后需使用颈腕吊带或外展包。为患者讲解术后正确使用颈腕吊带或外展包的目的和使用注意事项，并演示使用方法（使用方法请参阅《骨科支具护理规范化操作》）。

2. 术前护理　包括皮肤准备、药敏试验、生命体征的监测和术后骨科专科用具的试戴。

二、术后护理

1. 常规护理　包括生命体征的监测、饮食指导和专科护理（参见第三章）。

2. 患肢护理　观察伤口敷料有无渗血。若患肢肿胀明显，应观察伤口敷料包扎的松紧度。若渗血较多、敷料过紧，应及时通知医生。观察患侧手指的血供和桡动脉的搏动情况。若用颈腕吊带将患侧肘关节置于屈曲 90° 的功能位并悬吊于胸前，应在肘关节处垫一个 4~5 cm 厚的棉垫，以提高患者的舒适度，并保持患肢制动。若用外展包固定，应在肘下垫一个 4~5 cm 厚的棉垫，以提高患者的舒适度、预防压疮。注意外展包的位置，若佩戴位置不合适，应随时调整，以保证患肢处于外展、外旋位。可给予伤口冰敷，以减轻患肢肿胀。指导患者使用冰袋，并告知其意义和注意事项，同时观察有无冻伤。

3. 指导患者进行院内功能锻炼　术后第 1 天在患肢麻醉恢复后即指导患者进行患肢肌肉的收缩和放松运动，以促进末梢血液循环。指导患者进行手指和腕关节的屈伸运动，并以健肢做示范。方法：用力握拳，持续 5 秒，然后用力伸手指，持续 5 秒，连续锻炼 20 次，每天 3 次；双手对掌，练习背伸腕关节。在颈腕吊带的制动下练习屈伸肘关节。嘱患者术后进行功能锻炼应遵医嘱，循序渐进。向患者说明功能锻炼的必要性。

对于小型肩袖损伤患者，告知患者术后第 1 天开始进行肩关节的被动活动锻炼。向患者讲解锻炼方法。①被动前屈上举。患者平卧于床上，伸直患侧上肢，健侧手扶住患侧肘部。在患肢不用力的情况下由健侧手用力，使患侧上肢尽可能上举，达到最大角度，并在该角度维持 2 分钟，然后逐渐回到休息位。4 次为 1 组，每天 2 组。②被动体侧外旋。患者平卧于床上，患侧肘关节屈曲90° 并紧贴在体侧。健侧手用一根木棒顶住患侧手掌。在维持患侧肘关节紧贴体侧的同时，尽力向外推患侧手，达到最大限度后，维持 2 分钟，然后逐渐回到休息位。4 次为 1 组，每天 2 组。告知患者此阶段内除训练时间外，均须佩戴颈腕吊带。

对于大型肩袖损伤的患者，告知患者如下内容。术后佩戴外展包 4～6周，4～6 周后开始进行肩关节的功能锻炼。出院后应注意保持患肢外展外旋位。若外展包佩戴的位置不正确，应随时调整，以保证患肢角度。若患者感觉约束带过紧，可在颈部垫一块纯棉吸汗手帕，也可垫柔软的纱布，不可随意将约束带松开。佩戴期间为保证腋下皮肤舒适，可将婴儿爽身粉涂在腋下，或在腋下垫一块吸汗手帕，使该处皮肤清洁、干燥。佩戴时间应严格遵医嘱，不可随意摘除。

第 3 节
康复

具体的康复锻炼方案如下（以中型、小型肩袖损伤为例）。

一、第1阶段：术后第1~6周

进行肩关节的被动活动锻炼，具体如下。

（1）相邻关节的活动。患侧手指用力握拳，持续5秒，然后用力伸手指，持续5秒。连续锻炼20次，每天3次。练习腕关节的屈伸、前臂的旋转，以及肘关节的屈伸。

（2）被动前屈上举（图20–3）。患者平卧于床上，伸直患侧上肢，健侧手扶住患侧肘部并使患侧肩关节做被动前屈上举动作。4次为1组，每天2组。

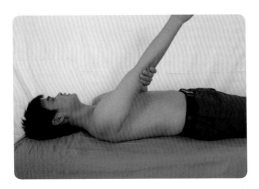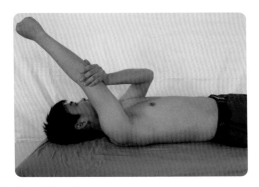

图20-3　肩关节被动前屈上举

（3）被动体侧外旋。患者平卧于床上，患侧肘关节屈曲90°并紧贴在体侧。健侧手用一根木棒顶住患侧手掌，使患侧向远离身体中线的方向运动。4次为1组，每天2组。

（4）被动内收、轻柔地被动内旋、被动外展90°外旋，可以于术后第3~4周开始。

注意：每次进行肩关节的锻炼后，使用一次性化学冰袋冰敷20分钟，以消肿、镇痛。此阶段内，除训练时间外，均须佩戴颈腕吊带。

二、第2阶段：术后第6~12周

肩关节的辅助主动活动和主动活动锻炼。

（1）术后第6周在继续进行第1阶段的锻炼基础上增加肩关节的辅助主动活动和主动活动，并以肩关节的主动活动为主。鼓励患者参与日常生活活动，避免进行抗阻训练。

（2）练习肩关节内旋。患者取站立位，双手背后，用健侧手抓住患侧手腕并向健侧牵拉，患者能耐受时轻轻向上牵拉，保持 5 秒，然后逐渐回到休息位。4 次为 1 组，每天 2 组。

三、第 3 阶段：术后第 13 周及以后

仍继续进行前两个阶段的锻炼（强度可增加），可以开始进行肩关节的牵拉训练、抗阻训练和力量训练。例如，借助门框牵拉。可增加运动量（每个动作重复 30 次为 1 组，上午、下午各 2 组）和运动持续时间（每个动作保持 15 秒）。鼓励患者用患侧手参与日常生活活动、体育运动和本体感觉训练。在舒适度以内，患者可进行任何活动，但应避免接触性运动，最佳的运动有游泳、打乒乓球等。

第二十一章 钙化性肩袖肌腱炎的护理

第1节
概述

一、相关解剖

肩袖是由附着在肱骨头上的4组肌腱（即肩胛下肌肌腱、冈上肌肌腱、冈下肌肌腱、小圆肌肌腱）组成的鞘状结构。它包绕盂肱关节、肱骨头、关节囊，形成近似连续的袖状结构。

二、疾病概述

钙化性肌腱炎是指钙盐沉着于肌腱中，最常见于肩关节的肩袖肌腱（图21-1），多见于30~50岁的运动人群，糖尿病患者的发病率较高。钙化性肌腱炎并不一定会引起症状，疼痛出现1~4周后大多可缓解。钙化性肩袖肌腱炎的病因学与发病机制仍不清楚，多认为其发生与肩袖退行性改变、肩袖缺乏血管区、代谢紊乱和细胞介入调节反应等因素有关。该病通常由轻微外伤和过劳

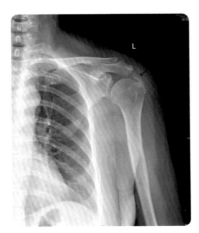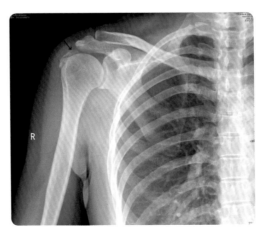

图 21-1　钙化性肩袖肌腱炎

诱发，临床症状为肩部剧烈疼痛和肩关节活动受限，针刺封闭治疗等保守治疗无明显疗效，症状持续超过 3 个月。

三、手术方式

手术方法为清除钙化灶、肩峰成形和肩袖修补。对于较年轻、运动水平较高并且希望尽快摆脱疼痛症状的患者，可以考虑采用关节镜手术治疗。

第 2 节
护理

一、术前护理

1. 术前宣教

（1）宣教功能锻炼的重要性。提前告知患者术后的康复锻炼方法，即用力握拳、充分伸指，以及前臂和掌指的肌力运动，使其了解并能掌握正确的训练方法。

（2）宣教手术的目的和意义。为患者讲解手术的部位、肩关节的解剖、各个肌腱的作用，使其理解关节镜治疗的目的和意义。

（3）宣教术后护理用具的使用和注意事项。为患者讲解术后应用颈腕吊带的目的，使患者理解使用颈腕吊带的必要性；向患者讲解使用注意事项并演示使用方法（使用方法请参阅《骨科支具护理规范化操作》）。

2. 术前护理　包括皮肤准备、药敏试验、生命体征的监测和术后骨科专科用具的试戴。

二、术后护理

1. 常规护理　包括生命体征的监测、饮食指导和专科护理（参见第三章）。

2. 患肢护理　观察患肢的渗血情况，检查手术部位敷料包扎的松紧度是否适宜，必要时更换敷料。观察患肢是否发生肿胀，评估肿胀的部位和程度。注意观察患肢的皮肤温度、桡动脉的搏动情况。评估患肢的活动度和皮肤感觉，如发生患肢不能活动或患肢麻痹，需寻找原因并及时处理。

3. **指导患者进行院内功能锻炼**　嘱患者加强练习用力握拳、充分伸指，以及前臂和掌指的肌力运动，使其了解并能掌握正确的训练方法。告知患者每次的动作要做到位，并且每个动作应保持 30 秒以上。术后第 1 天在麻醉恢复后即指导患者进行患肢肌肉的收缩和放松运动，以促进末梢血液循环。指导患者进行手指和腕关节的屈伸运动（后者是指通过双手对掌，练习腕关节的背伸），以及仰卧位屈伸肘关节的运动，并以健肢做示范。手指屈伸运动的锻炼方法如下：用力握拳，持续 6 秒，然后用力伸手指，持续 6 秒，连续做 5～6次，每天锻炼 4～5 次。嘱患者术后进行功能锻炼应遵医嘱，循序渐进。向患者说明功能锻炼的必要性。小型肩袖损伤患者术后第 1 天开始进行肩关节的被动活动锻炼。被动活动锻炼方案如下。①被动前屈上举：患者平卧于床上，健侧手扶住患侧前臂，在患侧不用力的情况下由健侧手用力使患侧上肢尽可能上举，达到最大角度，并在该角度维持 2 分钟，然后逐渐回到休息位；4 次为 1组，每天练习 2 组。②被动体侧外旋：患者平卧于床上，患侧肘关节屈曲 90°并紧贴在体侧，健侧手用一根木棒顶住患侧手掌，在维持患侧肘关节紧贴体侧的同时，尽力向外推患侧手，达到最大限度后维持 2 分钟，然后逐渐回到休息位；4 次为 1 组，每天 2 组。每次肩关节运动后使用一次性化学冰袋冰敷 1 小时，以消肿、镇痛。嘱患者在此阶段除训练时间外，均须佩戴颈腕吊带。

第 3 节
康复

根据患者的具体情况，由医生制订详细的训练计划后，教会患者和家属，让家属协助练习。告知患者康复锻炼是一个漫长而艰辛的过程，应循序渐进，不可操之过急，锻炼后可进行冰敷。具体的康复锻炼方案如下。

一、第 1 阶段：术后第 1～6 周

（1）被动活动度训练。对于进行肩袖修补的钙化性肌腱炎患者，术后第 1

天开始进行被动活动度锻炼，包括肩关节前屈上举（图 21-2）、体侧外旋练习（图 21-3）、钟摆运动。3 周后开始外展内旋、外展 90° 外旋练习。

（2）肌力训练。术后第 3 周开始进行仰卧位三角肌训练，术后第 5 周开始进行内外旋等长训练。

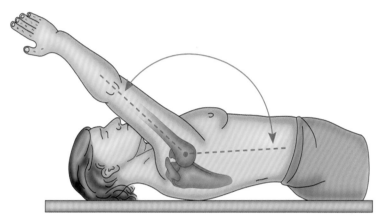

图 21-2　肩关节前屈上举

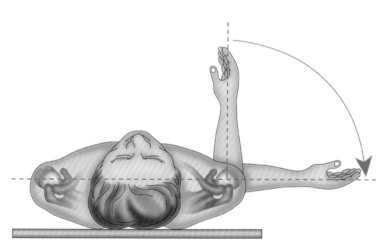

图 21-3　肩关节体侧外旋

二、第 2 阶段：术后第 7~12 周

摘除吊带后进行棒操、滑轮、肩梯运动，还可以进行各个方向的主动活动度训练。肌力训练：摘除吊带后进行站立位三角肌训练和本体感觉训练。

三、第 3 阶段：术后第 13 周及以后

抗阻肌力训练：对于单纯钙化性肌腱炎钙化灶清理术后的患者，在摘除吊带后 3～4 周可以进行赛乐（Thera-band）训练；接受肩袖修补的患者术后第 13 周开始进行弹力带、训练球和站立位哑铃的训练。

第二十二章　肩关节上盂唇前后部损伤的护理

第 1 节
概述

一、相关解剖

肩关节由以下 4 个关节组成：盂肱关节、肩锁关节、胸锁关节、肩胛胸廓关节。肩关节盂唇是一种纤维结构，紧密地附着在关节窝的边缘，作用是增加关节窝和肱骨头之间的接触面积。盂唇向前附着于肱二头肌止点的上方。另外，大约有 50% 的肌纤维起于关节盂的盂上结节。肱二头肌的肌纤维和盂唇前部向后汇合形成关节周围的纤维束，组成大部分的盂唇。前上部的盂唇纤维多连于中盂肱韧带和下盂肱韧带，而不是直接与关节盂相连。盂唇的内表面被滑膜覆盖；外表面与关节囊相连，并止于肩胛骨的骨膜。盂唇的形状会随着肱骨头的旋转进行调整，使二者相互适应，从而提高关节窝边缘的灵活性。

二、疾病概述

肩关节上盂唇前后部（superior labrum anterior posterior，SLAP）损伤是上盂唇自前至后的损伤，常累及肱二头肌长头腱附丽区。损伤部位位于盂唇的 10 点至 12 点区域。1985 年，Andrew 首先描述了在一些运动员的肩关节中发现的肩关节前上盂唇的损伤，但损伤并不向后方延伸。1990 年，Snyder 等首先描述了肩盂上方盂唇由后方开始的损伤，这种损伤向前方延伸至肩盂前部凹陷的上方。他们将这种损伤命名为 SLAP 损伤。SLAP 损伤在长期从事过头位运动的运动员（如棒球运动的投手）中较为常见。通常这种损伤是由投掷过程中肩关节处于外展外旋位时肱二头肌长头腱受到明显的牵拉或肩袖止点下表面与上盂唇间摩擦（也就是内撞击）所致。其他可能的受伤机制为肩关节撞击伤，常见于肩外展位、上臂伸直位摔伤，或肩部外侧受到直接外力而损伤。此时，肱骨头与上部肩盂撞击而发生损伤，所以多伴有肱骨头上方关节面的缺损及肩关节脱位或半脱位。另一种可能的受伤机制是牵拉伤，即上臂突然受到牵拉而受伤，常见于手提重物时突然滑倒或即将摔倒前突然抓住其他物体。损伤机制是肱二头肌肌腱受到突然的牵拉后自上盂唇附丽点撕脱。

1．分类 目前应用最广泛的是 Snyder 1990 年提出的分类法。

第Ⅰ型：上盂唇磨损、退变，但上盂唇仍紧密地附着于肩盂上缘。肱二头肌肌腱附丽完整（图 22-1）。

第Ⅱ型：上盂唇及肱二头肌肌腱附丽区撕裂，自肩盂分离（图 22-2）。此型可能与上盂唇呈半月板形的正常变异难以区别。如果术中发现上部盂唇完全撕脱，上方肩盂颈部骨质外露，应考虑为 SLAP 损伤。

第Ⅲ型：上盂唇桶柄样撕裂，肱二头肌肌腱附丽区完整。此型中上盂唇的游离缘呈桶柄样撕裂并可向下翻转移位至关节内。但盂唇的周边部仍牢固地附着于上部肩盂，且肱二头肌长头腱的止点保持完整（图 22-3）。

第Ⅳ型：上盂唇桶柄样撕裂且撕裂累及肱二头肌长头腱。此型与第Ⅲ型损伤近似，但上盂唇的撕裂累及肱二头肌长头腱（图 22-4）。

复合型：多种组合，通常为第Ⅱ型＋第Ⅲ型或第Ⅱ型＋第Ⅳ型。

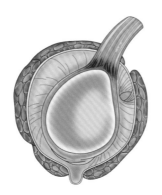 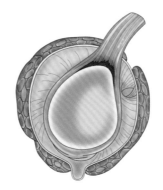

图 22-1　第Ⅰ型 SLAP 损伤　　　　图 22-2　第Ⅱ型 SLAP 损伤

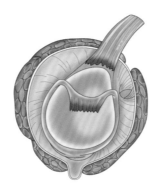
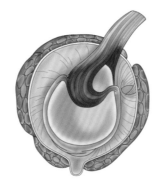

图 22-3　第Ⅲ型 SLAP 损伤　　　　图 22-4　第Ⅳ型 SLAP 损伤

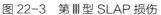

2. **病因**　引起 SLAP 损伤的原因包括肱二头肌肌腱受到外力影响、盂肱关节不稳定等。一些急性损伤也可造成 SLAP 损伤。例如，对上肢突然牵拉或撞击而使肘关节从屈曲位强力伸展可造成急性 SLAP 损伤。另外，当肩关节处于外展和轻度前屈位、肘关节处于伸直位时突然摔倒着地，肱骨头向上方直接撞击和挤压盂唇也可造成 SLAP 损伤。

3. **临床表现**　患者常无特异性症状，主要表现为肩部疼痛，尤其是患肢处于外展外旋位时疼痛明显。另外，患者还可出现关节别卡感、绞锁、弹响、活动受限、无力等症状。如果伴有肩关节不稳定、肩袖损伤、肱二头肌肌腱损伤，还会出现相应症状。

三、手术方式
关节镜下 SLAP 损伤修补术。

第 2 节
护理

一、术前护理
1. 术前宣教
（1）宣教功能锻炼的重要性。指导并监督患者在入院后练习握拳、松拳、握拳并上翘拇指、活动腕关节等动作，从而为术后康复做好准备。

（2）宣教手术的目的和意义。为患者讲解发生 SLAP 损伤的可能原因，并让患者了解手术方式是依据病因而确定的。告知患者可能需要采取锚钉缝合的手术方式，并告知患者这种手术方式对术后日常生活影响不大，从而消除患者的顾虑。

（3）宣教术后护理用具的使用和注意事项。为患者讲解术后应用吊带的目的，并为其讲解使用注意事项，演示使用方法。

2. 术前护理　包括皮肤准备、药敏试验、生命体征的监测和术后骨科专科用具的试戴。

二、术后护理

1. 常规护理　包括生命体征的监测、饮食指导和专科护理（参见第三章）。

2. 患肢护理　观察患肢的渗血情况，检查手术部位敷料包扎的松紧度是否适宜，必要时更换敷料。观察患肢是否发生肿胀，评估肿胀的部位和程度。评估患肢的活动度和皮肤感觉，如发生患肢不能活动或患肢麻痹，需寻找原因并及时处理。

3. 指导患者进行院内功能锻炼　指导患者在无吊带的情况下进行功能锻炼，锻炼后即可冰敷，以减轻关节腔内的渗出，减轻肩部肿胀。告知患者锻炼要遵循循序渐进的原则，勿过度锻炼，以免造成精神疲惫、患肢过度疼痛和肿胀，从而不利于术后患肢的恢复。

第3节
康复

本节以第 II 型 SLAP 损伤为例，介绍具体的康复锻炼方案。

一、第 1 阶段：术后第 1~4 周

患肩制动，暂不行肩部锻炼，被动和主动活动患侧其余关节。术后第 2 天进行手部主动屈伸功能锻炼，包括握拳、分合手指、屈伸腕关节，逐渐增加手部力量。同时进行前臂旋前 – 旋后训练、肘关节被动屈曲训练、伸肘离床一拳。避免肱二头肌过度主动收缩，避免肩关节外旋、伸展或外展。

二、第 2 阶段：术后第 5~8 周

此阶段进行肩关节锻炼，以恢复肩关节的活动度。鼓励患侧手参与日常生活活动。术后第 5 周开始进行无痛肩关节活动度的训练，肩关节可进行被动、助力至主动的前屈、外展和弯腰钟摆练习，前屈可超过 90°。被动活动由患者自己用健肢协助完成，根据疼痛感觉控制用力程度；主动活动时，动作宜平衡、缓慢，尽可能在达到最大幅度后稍加维持；助力活动由健肢徒手或通过棍棒、滑轮和绳索等简单装置，对患肢的主动活动施加辅助力量，该活动兼有主动和被动活动的特点。

三、第 3 阶段：术后第 9~12 周

逐渐增加患肩的活动度，开始力量训练。要求达到肩关节无痛全范围活动，暂不行肌力锻炼。

四、第 4 阶段：术后第 13 周及以后

此阶段要达到肩关节各个方向的全范围活动，可以进行前屈、外展、后伸、内旋和外旋等各个方向的抗阻肌力练习。此外，借助弹力带、哑铃进行肩周肌肉的抗阻练习，同时进行本体感觉训练。至术后第 20 周时恢复至原先的工作和运动水平。训练过程中应根据疼痛感觉控制用力程度，以引起轻度疼痛感为宜。

第二十三章 复发性肩关节脱位的护理

第1节
概述

一、相关解剖

肩关节由肱骨头与肩胛骨的关节盂构成，是典型的球窝关节。关节盂小而浅，边缘附有盂唇；关节囊薄而松弛，囊内有肱二头肌长头腱通过；关节囊外有喙肱韧带、喙肩韧带和肌腱来加强其稳固性，只有囊下部无韧带和肌肉加强，因此囊下部最为薄弱。发生肩关节脱位时，肱骨头常从下部脱出，脱向前下方。

二、疾病概述

肩关节是人体诸多关节中活动度最大的关节，也是脱位发生率最高的关节。其活动几乎不受限制，因此也不够稳定。其完整性由盂肱关节囊、关节盂唇和肩袖肌肉来维持。复发性肩关节脱位多见于青壮年。约95%的脱位为前脱位，2%~4%为后脱位，约0.5%为下方脱位。肩关节脱位多由传达暴力或杠杆作用所致。一般来说，当侧方跌倒时，手掌着地，躯干倾斜，肱骨干处于高度外展、外旋位，由手掌传达至肱骨的外力可使肱骨头冲破关节囊的前壁而向前滑出，造成肩关节前脱位；当肩关节前方受到冲击时，肱骨头可向后冲破关节囊，造成肩关节后脱位，此时，肱骨头强力过度内旋也可造成肩关节后脱位。肩关节后脱位在临床上较为少见。

肩关节前脱位又分为3类：盂下脱位、喙突下脱位和锁骨下脱位（图23-1）。

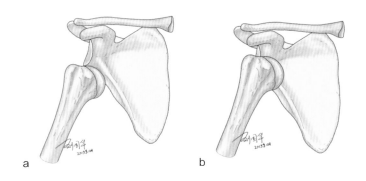
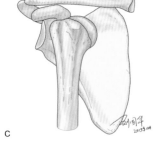

a　　　　　　　　　　　　b　　　　　　　　　　　　c

图 23-1　肩关节前脱位的分类

a.盂下脱位；b.喙突下脱位；c.锁骨下脱位

三、手术方式

复发性肩关节脱位的手术方式包括 Bankart 重建（盂唇关节囊韧带重建术）和 Latarjet 内固定（喙突截骨、肩盂前缘植骨内固定术）。其中 Bankart 重建已成为目前治疗复发性肩关节前脱位较为公认和成熟的术式。

第 2 节
护理

一、术前护理

1. 术前宣教

（1）宣教功能锻炼的重要性。指导并监督患者在入院后进行手部、腕部和肘部的功能锻炼，从而为术后康复奠定良好的基础。

（2）宣教手术的目的和意义。对于拟接受 Bankart 重建手术的患者，为患者讲解该手术方式是根据肩关节脱位的程度而确定的，使其理解盂唇关节囊韧带重建的意义。对于拟接受 Latarjet 内固定手术的患者，为患者讲解该手术方式是根据肩关节脱位的程度而定的，使其理解喙突截骨和肩盂前缘植骨的意义。

（3）宣教术后护理用具的使用和注意事项。为患者讲解术后正确使用颈腕吊带的目的，讲解使用注意事项并演示使用方法（使用方法请参阅《骨科支具护理规范化操作》）。

2. **术前护理**　包括皮肤准备、药敏试验、生命体征的监测和术后骨科专科用具的试戴。

二、术后护理

1. **常规护理**　包括生命体征的监测、饮食指导和专科护理（参见第三章）。

2. **患肢护理**　观察伤口敷料有无渗血，检查患肢是否肿胀。若患肢肿胀明显，应观察敷料包扎的松紧度。若渗血较多、敷料过紧，应及时通知医生。保持伤口引流管通畅，防止引流管打折、受压或脱出。注意观察引流液的性质和引流量，若术后 1 小时内引流量 ≥ 200 ml，应密切观察生命体征的变化，警惕低血容量的发生，并及时通知医生。观察患侧手指的血供和桡动脉的搏动情况，用颈腕吊带将肘关节置于屈曲 90° 的功能位并将患肢悬吊于胸前，保持患肢制动，并在肘关节处垫一个 4～5 cm 厚的棉垫，以提高患者的舒适度。对伤口给予冰敷，以减轻患肢肿胀。指导患者使用冰袋，并告知其意义和注意事项，同时观察有无冻伤。

3. **指导患者进行院内功能锻炼**　指导患者加强练习用力握拳、充分伸指动作，以及前臂和掌指的肌力锻炼，使其了解并能掌握正确的训练方法。嘱患者每次动作要做到位，并且每个动作应保持 30 秒以上。术后第 1 天在麻醉恢复后即指导患者进行患侧肌肉的收缩和放松运动，以促进末梢血液循环。指导患者进行手指和腕关节的屈伸运动，并以健肢做示范。手指运动的方法：用力握拳，持续 6 秒，然后用力伸手指，持续 6 秒，连续锻炼 5～6 次为 1 组，每天 4～5 组。指导患者双手对掌，练习腕关节背伸。指导患者在颈腕吊带制动下练习肘关节屈伸。嘱患者术后进行功能锻炼应遵医嘱，并应循序渐进。

第 3 节
康复

一、第 1 阶段：术后第 1~6 周

（1）进行相邻关节的活动。

（2）术后第 5 周开始进行被动前屈上举、体侧外旋 0° 和肩关节内旋训练。

二、第 2 阶段：术后第 7~12 周

开始进行滑轮上举、外展和内旋训练以及棒操训练。继续进行肩关节各个方向的被动活动，但外旋活动在术后 9 周内只能到 40°，术后第 10 周开始外旋活动无限制。

三、第 3 阶段：术后第 13 周开始

可进行终末牵拉训练、本体感觉训练和抗阻训练。

第二十四章 肩锁关节脱位的护理

第1节
概述

一、相关解剖

肩锁关节由肩胛骨肩峰关节面与锁骨肩峰端的关节面构成。其关节囊较松弛，附着于关节面的周缘，另有连接于肩胛骨喙突与锁骨下面的喙锁韧带（斜方韧带、锥状韧带）加固。肩锁关节属于平面关节，可做朝向各个方向的微动运动。其骨性结构由锁骨肩峰端（锁骨外端）与肩峰内端组成，骨性结构与其关节囊、肩锁韧带、三角肌、斜方肌肌腱附着部和喙锁韧带共同连接组成肩锁关节（图 24-1）。

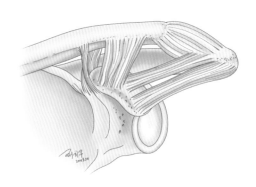

图 24-1　肩锁关节

二、疾病概述

肩锁关节脱位是一种常见的肩部运动损伤，约占肩部损伤的 12%。目前多采用 Rockwood 分类，共分为 6 型。

Ⅰ型：肩锁韧带拉伤，肩锁关节无脱位，喙锁韧带未受伤（图 24-2）。

Ⅱ型：肩锁韧带断裂，肩锁关节增宽，可有轻度的垂直方向分离；喙锁韧带拉伤，喙锁间隙可有轻度增加（图 24-3）。

Ⅲ型：肩锁韧带断裂，肩锁关节脱位，锁骨向后方移位；喙锁韧带断裂，喙锁间隙较对侧增加 25%～100%；常伴三角肌和斜方肌自锁骨远端分离（图 24-4）。

Ⅳ型：肩锁韧带断裂，肩锁关节脱位；锁骨远端向后方移位，刺入斜方肌筋膜；喙锁韧带断裂；三角肌和斜方肌自锁骨远端分离（图 24-5）。

Ⅴ型：肩锁韧带断裂；喙锁韧带断裂，喙锁间隙较对侧增加 100%～300%；三角肌和斜方肌自锁骨中段分离（图 24-6）。

Ⅵ型：肩锁韧带断裂；锁骨远端凸向肩峰下或喙突下；凸向肩峰下时喙锁韧带常完整，凸向喙突下时喙锁韧带常断裂；三角肌和斜方肌自锁骨中段分离（图 24-7）。

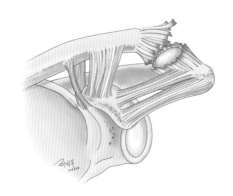

图 24-2　肩锁关节脱位Ⅰ型

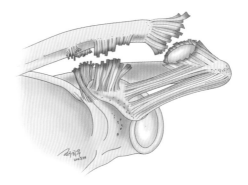

图 24-3　肩锁关节脱位Ⅱ型

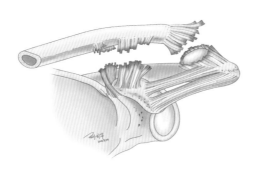

图 24-4　肩锁关节脱位Ⅲ型

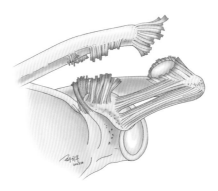

图 24-5　肩锁关节脱位Ⅳ型

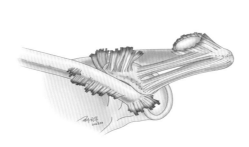

图 24-6　肩锁关节脱位Ⅴ型

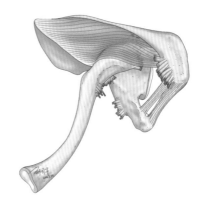

图 24-7　肩锁关节脱位Ⅵ型

在治疗方法上，目前普遍认为Ⅰ型、Ⅱ型急性脱位应行保守治疗，Ⅳ型、Ⅴ型、Ⅵ型急性脱位应行手术治疗，而对Ⅲ型急性脱位应首选保守治疗。

三、手术方式

肩锁关节脱位的手术方式包括切开复位、喙锁韧带重建术（即改良Weaver-Dunn 术），以及关节镜下喙锁韧带重建术（采用异体肌腱）。

第 2 节
护理

一、术前护理

1. 术前宣教

（1）宣教功能锻炼的重要性。指导并监督患者在入院后进行手部、腕部和肘部的功能锻炼，从而为术后康复奠定良好的基础。

（2）宣教手术的目的和意义。对于拟行切开复位、喙锁韧带重建（即改良Weaver-Dunn 术）的患者，向患者解释该手术方式可以解剖重建喙锁韧带、固定肌腱，从而可以治疗肩锁关节脱位且不损伤关节面，术后早期患者可以进行功能锻炼。对于拟接受关节镜下喙锁韧带重建术（采用异体肌腱）的患者，向患者解释该手术方式可用于治疗肩锁关节完全脱位，采用异体肌腱可以避免自体取材造成的副损伤及其引起的并发症，还可缩短手术时间，是一种可行的手术方法；告知患者该手术方式通过异体肌腱重建喙锁韧带，增强了肩锁关节的稳定性，疗效确切，损伤小。

（3）宣教术后护理用具的使用和注意事项。为患者讲解术后正确使用颈腕吊带的目的，并讲解使用注意事项，演示使用方法（使用方法请参阅《骨科支具护理规范化操作》）。

2. **术前护理**　包括皮肤准备、药敏试验、生命体征的监测和术后骨科专科用具的试戴。

二、术后护理

1. **常规护理**　包括生命体征的监测、饮食指导和专科护理（参见第三章）。

2. **患肢护理**　观察患侧手指的血供和桡动脉的搏动情况。用颈腕吊带将肘关节置于屈曲 90° 的功能位，并将患侧上肢悬吊于胸前，保持患肢制动。在肘关节处垫一厚度为 4～5 cm 的棉垫，以提高患者的舒适度。对伤口处给予冰敷，以减轻患肢肿胀。指导患者使用冰袋，并告知其意义和注意事项，同时观察有无冻伤。观察伤口敷料有无渗血。若患肢肿胀明显，应观察敷料包扎的松紧度。若渗血较多、敷料过紧，应及时通知医生。

3. **指导患者进行院内功能锻炼**　指导患者加强练习用力握拳、充分伸指的动作，以及前臂和掌指的肌力锻炼，使其了解并掌握正确的训练方法。告知患者每次动作要做到位，并且每个动作应保持 30 秒以上。术后第 1 天在麻醉恢复后即指导患者进行患肢肌肉的收缩和放松运动，以促进末梢血液循环。指导患者进行手指和腕关节的屈伸运动，并以健肢做示范。手指屈伸运动的方法：用力握拳，持续 6 秒，然后用力伸手指，持续 6 秒，连续锻炼 5～6 次为1 组，每天 4～5 组。指导患者双手对掌，练习腕关节背伸。指导患者在颈腕吊带的制动下练习肘关节屈伸。嘱患者术后进行功能锻炼应遵医嘱，且应循序渐进。

第3节
康复

一、第1阶段：术后第1~6周

指导患者正确使用颈腕吊带来制动，使患侧上肢悬吊于胸前（肘关节呈屈曲90°的功能位）。患肢固定于胸前可起到扶托、减少移位性疼痛、避免牵拉伤口的作用。指导患者进行手的握拳－伸指训练，以及肘关节、腕关节的屈伸和旋转活动。术后第2~3周开始进行肩关节的被动前屈上举、体侧外旋和外展90°内旋－外旋训练，避免进行内收训练。嘱患者除训练时间外，均须使用颈腕吊带。

二、第2阶段：术后第7~12周

此阶段患者在摘除颈腕吊带后（术后满6周可以摘除颈腕吊带）以主动活动为主。鼓励患者进行日常生活活动。

三、第3阶段：术后第13周及以后

恢复肩关节的全范围活动，可以进行抗阻训练。

第二十五章　肩胛骨骨折的护理

第 1 节
概述

一、相关解剖

肩胛骨是一块不规则的三角形扁骨，分为两面、三缘。其前面稍凹，后面被肩胛冈分为冈上窝和冈下窝。三缘是指内侧缘、外侧缘和肩胛下缘。

二、疾病概述

肩胛骨骨折（图 25-1）相对少见，占肩部骨折的 3%～5%，占全身骨折的 0.5%～1.0%，多为高能量暴力所致。因肩胛骨被肌肉所包绕，其周围的肌肉形成一个保护肉垫，骨折后一般移位小，属于稳定性骨折，可采用保守治疗，使用颈腕吊带制动即可。少数患者的骨折处有明显移位，使肩关节失去稳定性，这种情况则需手术治疗。

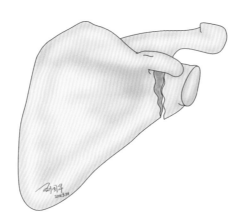

图 25-1　肩胛骨骨折

三、手术方式

肩胛骨骨折切开复位内固定术。

第 2 节
护理

一、术前护理

1. 术前宣教

（1）宣教功能锻炼的重要性。指导并监督患者在入院后进行手部、腕部和肘部的功能锻炼，从而为术后康复奠定良好的基础。

（2）宣教手术的目的和意义。向患者解释拟对其进行肩胛骨骨折切开复位内固定术，并向其介绍该手术方式，使其理解手术的意义。

（3）宣教术后护理用具的使用和注意事项。告知患者术后需使用颈腕吊带，为患者讲解术后使用颈腕吊带的目的。为其讲解使用注意事项并演示使用方法（使用方法请参阅《骨科支具护理规范化操作》）。

2. **术前护理**　包括皮肤准备、药敏试验、生命体征监测和术后骨科专科用具的试戴。

二、术后护理

1. **常规护理**　包括生命体征的监测、饮食指导和专科护理（参见第三章）。

2. **患肢护理**　观察伤口敷料有无渗血。若患肢肿胀明显，应观察伤口敷料包扎的松紧度。若渗血较多、敷料过紧，应及时通知医生。观察患侧手指的血供和桡动脉的搏动情况。若用颈腕吊带将肘关节置于屈曲 90° 的功能位并悬吊于胸前，应在肘关节处垫一个 4～5 cm 厚的棉垫，以提高患者的舒适度。保持患肢制动，对伤口处给予冰敷，以减轻患肢肿胀。指导患者使用冰袋，并告知其意义和注意事项，同时观察有无冻伤。

3. **指导患者进行院内功能锻炼**　术后第 1 天在麻醉恢复后即指导患者进

行患肢肌肉的收缩和放松运动，以促进末梢血液循环。指导患者进行手指和腕关节的屈伸运动，并以健肢做示范。手指屈伸运动的方法：用力握拳，持续 6 秒，然后用力伸手指，持续 6 秒，连续锻炼 5～6 次为 1 组，每天 4～5 组。指导患者双手对掌，练习腕关节背伸。指导患者在颈腕吊带的制动下练习肘关节的屈伸。嘱患者术后进行功能锻炼应遵医嘱，并循序渐进。向患者说明功能锻炼的必要性。嘱患者此阶段除训练时间外，均须佩戴颈腕吊带。

第 3 节
康复

告知患者颈腕吊带不能随意摘除，教会家属和患者颈腕吊带的使用方法，告知患者功能锻炼的方法和注意事项（每次锻炼后冰敷）。具体的康复锻炼方案如下。

一、第 1 阶段：术后第 1～6 周
进行相邻关节的活动和肩关节的被动活动。

二、第 2 阶段：术后第 7～12 周
逐渐增加被动活动度，并在术后第 12 周时实现全范围的被动活动。在此过程中患肢不可负重上举，但若患者可以耐受，日常生活活动（如吃饭、穿衣、洗澡等）不受限制。

三、第 3 阶段：术后第 13 周至术后第 6 个月
进行肩关节的主动活动和抗阻训练，注意患肢负重小于 5 kg。

四、第 4 阶段：术后 7 个月及以后
术后 6 个月内不进行体育活动。术后第 7 个月开始，逐渐开始进行一般性的体育活动，强度逐渐增加。

第二十六章　肘关节僵硬的护理

第 1 节
概述

一、相关解剖

在解剖学上，肘关节属于复合关节，由肱骨、桡骨、尺骨和肘部的关节囊及其周围的韧带组成（图 26-1）。

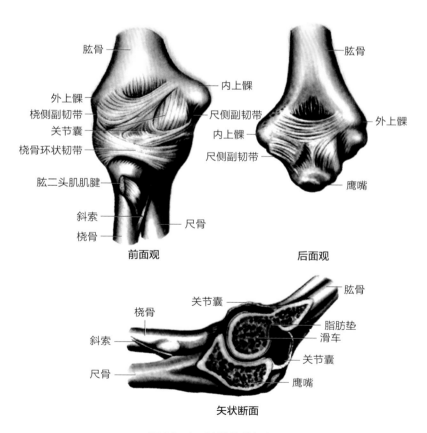

前面观

- 肱骨
- 内上髁
- 尺侧副韧带

- 外上髁
- 桡侧副韧带
- 关节囊
- 桡骨环状韧带
- 肱二头肌肌腱
- 斜索
- 桡骨
- 尺骨

后面观

- 肱骨
- 外上髁
- 内上髁
- 尺侧副韧带
- 鹰嘴

矢状断面

- 关节囊
- 桡骨
- 斜索
- 尺骨

- 肱骨
- 脂肪垫
- 滑车
- 关节囊
- 鹰嘴

图 26-1　肘关节的解剖

二、疾病概述

肘关节的作用主要是调节并稳定手部和腕关节的位置。肘部损伤可导致活动度受限和慢性疼痛，减小手部的可触及范围，使肘关节发生功能障碍。肘关节僵硬是肘部损伤后的一种常见并发症。肘关节僵硬主要表现为屈伸活动受限，严重者可有旋转活动受限，在活动过程中出现不适和疼痛。影响肘关节僵硬程度的因素主要有 4 个：初始损伤的程度、骨膜的剥离程度、关节内损伤的程度、在治疗肘关节外伤或疾病时制动的方式和时间。

三、手术方式

关节镜下肘关节松解术。

第 2 节
护理

一、术前护理

1. 术前宣教

（1）宣教功能锻炼的重要性。指导并监督患者在入院后进行手部、腕部和肘部的功能锻炼，从而为术后康复奠定良好的基础。

（2）宣教手术的目的和意义。为患者讲解手术的部位、肘关节的解剖和关节镜治疗的优点。

（3）宣教术后护理用具的使用和注意事项。告知患者术后需佩戴肘关节支具，并告知患者佩戴支具时勿过松或过紧，过松将影响佩戴效果，过紧将影响患肢的血供。

2. 术前护理　包括皮肤准备、药敏试验、生命体征的监测和术后骨科专科用具的试戴。

二、术后护理

1. 常规护理　包括生命体征的监测、饮食指导和专科护理（参见第

三章)。

2. **患肢护理**　观察患肢的渗血情况，检查手术部位敷料包扎的松紧度是否适宜，必要时更换敷料。观察患肢是否发生肿胀，评估肿胀的部位和程度。注意观察患肢的皮肤温度和末梢神经感觉。评估患肢的活动度和皮肤感觉，若发生患肢不能活动或患肢麻痹，需寻找原因并及时处理。若患肢有石膏制动，注意石膏护理，定时按摩石膏边缘，保持石膏的清洁、干燥。严密观察患侧手指的血供情况和感觉、腕关节的活动以及桡动脉的搏动情况，如有异常，及时通知医生。将患肢抬高，高于患者的心脏水平。术后第 2 天拆除石膏，并进行患肢换药，换药后改用支具固定患肢。佩戴支具后，观察支具的松紧度，询问患者有无不适，如有不适，及时通知支具室人员进行支具的调整。肘关节处神经和血管丰富，有神经和血管损伤的危险。肘关节术后患者应持续冰敷，以消肿、镇痛，有利于患者术后恢复。

3. **指导患者进行院内功能锻炼**　为患者讲解术后使用肘关节 CPM 机锻炼的方法。

第 3 节
康复

根据患者的具体情况，由医生制订详细的训练计划后，教会患者和家属，让家属协助练习。告知患者康复锻炼是一个漫长而艰辛的过程，应循序渐进，不可操之过急。具体的康复锻炼方案如下。

（1）肘关节术后患者，首先要处理的是肿胀和疼痛，可以通过手部、腕部、肘部和肩部的主动活动消肿，也可以使用肌贴和冰敷治疗。术后早期应避免使用热敷。

（2）术后肘关节 CPM 机的锻炼。遵医嘱设置终止角度，由一名护士在旁看护，每天 2 次，每次 1 小时。在患者可以耐受的范围内循序渐进，逐渐调整终止角度。可以在锻炼的同时对伤口给予冰袋冰敷。

（3）对于屈肘困难的患者，夜间可使用屈肘位支具，使肘关节保持在患者能耐受的最大屈曲位，应保证肘关节疼痛不会影响患者的睡眠。对于伸肘困难的患者，夜间可使用伸肘位支具，使肘关节保持在患者能耐受的最大伸展位，同样应保证肘关节疼痛不会影响患者的睡眠。

（4）日间的训练可以进行 3 次，包括轻柔的被动活动和主动活动，配合使用 JAS 支具、肌贴和冷敷。应注意避免肘关节受到暴力，也应避免按摩肘关节，训练应循序渐进。

第二十七章　肱骨外上髁炎的护理

第1节
概述

一、相关解剖

肱骨外上髁炎的主要临床表现为肘关节外侧疼痛，疼痛是由负责手腕和手指背向伸展的肌肉重复用力引起的。肱骨外上髁是前臂伸腕肌群的起点，桡侧腕长伸肌、桡侧腕短伸肌、指总伸肌、尺侧腕伸肌和肱桡肌均起于肱骨外上髁。研究显示，在进行手腕伸直和向桡侧用力时，手腕伸肌（特别是桡侧腕短伸肌）的张力很大，容易出现肌肉筋骨连接处的部分纤维被过度拉伸，形成轻微撕裂。患者会在用力抓握或提举重物时感到肘部外侧疼痛。如图27-1所示，红染区域为腕部和手部伸肌腱近肱骨外上髁起点处易撕裂的部位。长期反复过度使用可造成肌腱损伤，导致肱骨外上髁炎的症状。

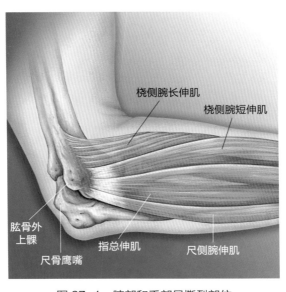

图 27-1　腕部和手部易撕裂部位

二、疾病概述

肱骨外上髁炎又称肘外侧疼痛综合征，俗称网球肘，以肘关节外侧疼痛 [用力握拳和前臂做旋前伸肘动作（如拧毛巾、扫地等）时可加重]、局部多处压痛而外观无异常为主要临床表现。本病通常发病缓慢，初期患者只是感到肘关节外侧酸胀不适和轻微疼痛，自觉活动时肘关节外上方疼痛，疼痛有时可向上或向下放射，并有酸胀不适感，因而不愿活动肘关节。另外，患侧手不能用力握物，握锹、提壶、拧毛巾、织毛衣等动作可使疼痛加重。一般在肱骨外上髁处有局限性压痛点，有时压痛可向下放射，有时甚至在伸肌腱上也有轻度压痛和活动时出现的疼痛。局部无红肿，肘关节的屈伸不受影响，但前臂旋转活动时可出现疼痛。严重时伸手指、伸腕或执筷动作即可引起疼痛。患肢在屈肘、前臂旋后位时伸肌群处于松弛状态，因而疼痛可缓解。

目前主要的治疗方法包括以下两方面。①非手术治疗：即指导患者休息，采用冰敷、热疗、牵拉疗法、康复锻炼等。②手术治疗：如果患者的病情处于晚期或患有顽固性肱骨外上髁炎，经过 6~12 个月的正规非手术治疗后，症状仍然严重，影响生活和工作，则可以采取手术治疗。

三、手术方式

手术方法有微创的关节镜手术和创伤亦不大的开放性手术，目的是清除坏死、不健康的组织，改善或重建局部的血液循环，使肌腱和骨愈合。

第 2 节
护理

一、术前护理

1. 术前宣教

（1）宣教功能锻炼的重要性。指导并监督患者在入院后适应颈腕吊带制动的姿势，建立在术后早期使用健侧肢体完成一般日常生活活动的观念，从而为术后康复奠定良好的基础。

（2）宣教手术的目的和意义。为患者讲解肱骨外上髁炎的主要治疗方法，即通过关节镜手术治疗配合小切口切开手术进行肱骨外上髁肌腱止点损伤的修复重建手术。使患者理解该治疗方案属于微创手术方法，经过积极修复受损的肌腱组织，同时配合术后妥善的制动、休息、锻炼过程，症状能够得到有效的缓解，肌肉功能可有效地恢复，生活质量可以得到改善。告知患者若不及时治疗，病痛将难以彻底缓解，肘关节的功能将严重受限，不仅增加痛苦，而且使治疗难度增大，会明显影响最终的治疗效果。

（3）宣教术后护理用具的使用和注意事项。为患者讲解术后应用石膏固定的目的，使患者理解肱骨外上髁炎术后患肢制动的意义，即妥善保护被修复的肌腱组织，并使相应的肌群得到休息。向患者介绍颈腕吊带的使用方法（具体请参阅《骨科支具护理规范化操作》）。

2. **术前护理**　包括皮肤准备、药敏试验、生命体征的监测和术后骨科专科用具的试戴。

二、术后护理

1. **常规护理**　包括生命体征的监测、饮食指导和专科护理（参见第三章）。

2. **患肢护理**　观察患肢的渗血情况，检查手术部位敷料包扎的松紧度是否适宜，必要时更换敷料。观察患肢是否发生肿胀，评估肿胀的部位和程度。注意观察患肢皮肤温度和末梢神经感觉。评估患肢的活动度和皮肤感觉，若发生患肢不能活动或患肢麻痹，需寻找原因并及时处理。肘关节处的神经和血管丰富，有神经、血管损伤的危险。严密观察患肢的桡动脉搏动、手指的感觉和腕关节的活动情况。肘关节术后应持续冰敷患处，以消肿、镇痛，有利于术后恢复。

3. **指导患者进行院内功能锻炼**　术后 48 小时内，鼓励患者开始进行肘关节的活动度训练，包括相邻关节的活动，但应该在无痛状态下进行训练。训练后即可给予冰敷 20 分钟。

第3节
康复

一、第1阶段：术后第1周

术后 48 小时内，鼓励患者进行手部、腕关节和肘关节的轻柔活动。进行肩关节的主动活动训练，每天 3 次。还可以贴肌贴，从而帮助消肿、缓解疼痛。注意应在无痛状态下进行训练，训练后即可给予冰敷 20 分钟。

二、第2阶段：术后第2~4周

肿胀消退后，可以开始进行肘关节全范围的活动度训练，训练后即可给予冰敷，以减轻患肢肿胀和疼痛。

三、第3阶段：术后第5~7周

开始进行肘关节的力量训练，继续强化终末范围的活动训练。训练后即可给予冰敷，以减轻患肢肿胀和疼痛。

四、第4阶段：术后第8~12周

如果需要使用支具，可以开始针对特定任务的功能锻炼，逐步恢复活动和运动。

参考文献

1. 冯华，高波，王满宜. 胫骨髁间前棘骨折的关节镜治疗. 中华骨科杂志，2001，21（5）：294–296.

2. 冯华，洪雷，王满宜，等. 关节镜下股四头肌腱双束重建后交叉韧带. 中华外科杂志，2003，41（3）：189–192.

3. 冯华，洪雷，耿向苏，等. 前十字韧带损伤合并内侧半月板 ramp 损伤. 中华骨科杂志，2005，25（11）：651–655.

4. 姜春岩，冯华，洪雷. 钙化性肩袖肌腱炎的关节镜治疗. 中华手外科杂志，2005，21（1）：3–5.

5. 姜春岩，冯华，洪雷. 复发性肩关节前脱位的关节镜治疗. 中华骨科杂志，2005，25（6）：321–325.

6. 洪雷，冯华，张辉. 关节镜下治疗胫骨髁间棘撕脱骨折. 中华骨科杂志，2006，26（8）：513–516.

7. 冯华，洪雷，耿向苏. 关节镜下全内缝合法修补内侧半月板后角损伤. 中国运动医学杂志，2006，25（2）：138–141.

8. 王雪松，冯华，洪雷. 导航下前交叉韧带重建手术与关节镜下重建手术骨隧道位置的对比研究. 中国运动医学杂志，2006，25（5）：564–567.

9. 洪雷，冯华，王雪松. 计算机导航辅助关节镜下重建前交叉韧带. 中华创伤杂志，2006，8（11）：1026–1030.

10. 冯华，张辉，郭铁能. 膝关节前十字韧带切断后对内侧半月板后角应力的影响. 中华骨科杂志，2006，26（7）：476–478.

11. 冯华，张辉，洪雷. 透视导航技术辅助前交叉韧带重建的工作原理及手术流程. 中国运动医学杂志，2006，25（5）：560–563.

12. 冯华，张辉，洪雷. 计算机导航辅助关节镜下前十字韧带重建. 中华骨科杂志，2006，26（11）：744–749.

13. 冯华，洪雷，耿向苏. 半月板大桶柄样撕裂的关节镜下联合修补技术. 中国运动医学杂志，2007，26（1）：10–16.

14. 王雪松，冯华，洪雷. 双极射频电热固缩治疗前交叉韧带松弛临床研究. 中国运动医学杂志，2007，26（1）：17–23.

15. 张辉，冯华，洪雷. X线影像导航系统辅助关节镜下前交叉韧带重建术. 中华外科杂志，2007，45（2）：90–93.

16. 洪雷，冯华，耿向苏. Segond骨折与前交叉韧带损伤相关性的临床研究. 中华外科杂志，2007，45（2）：94–95.

17. 冯华，洪雷，耿向苏. 外侧半月板腘肌腱区损伤的缝合方法. 中国运动医学杂志，2007，26（2）：159–163.

18. 冯华，洪雷，王雪松. 计算机导航技术辅助后交叉韧带重建中胫骨隧道定位. 中国运动医学杂志，2007，26（4）：432–437.

19. 王雪松，冯华，洪雷. 交叉韧带囊肿MR影像与临床表现分析. 中国运动医学杂志，2007，26（3）：275–278.

20. 张辉，冯华，洪雷. 解剖重建腘腓韧带治疗膝关节后外旋转不稳定. 中国运动医学杂志，2007，26（5）：534–537.

21. 冯华，洪雷，耿向苏. Inlay技术在后十字韧带和后外复合体损伤中的应用. 中华骨科杂志，2008，28（4）：292–297.

22. 冯华，洪雷，耿向苏. 前交叉韧带损伤合并内侧半月板桶柄样撕裂的临床治疗. 中国运动医学杂志，2008，27（4）：424–427.

23. 冯华，洪雷，耿向苏. 关节镜下修补半月板桶柄样撕裂的临床疗效分析. 中华骨科杂志，2008，28（11）：887–891.

24. 冯华，张辉，张晋. 关节镜下膝关节腘肌腱重建的实验研究. 中国运动医学杂志，2008，27（6）：685–689.

25. Feng H, Hong L, Geng XS, et al. Second-look arthroscopic evaluation of bucket-handle meniscus tear repairs with anterior cruciate ligament reconstruction: 67 consecutive cases. Arthroscopy, 2008, 24(12): 1358–1366.

26. Feng H, Lei Hong L, Xiang-su Geng XS, et al. Posterolateral sling reconstruction of the popliteus tendon: an all-arthroscopic technique. Arthroscopy, 2009, 25(7): 800–805.

27. 陶莉，冯华，郭险峰. 前交叉韧带重建术后患者等速肌力训练和疗效评定. 中华康复杂志，2008，23（11）：990–993.

28. 张辉，王雪松，冯华. 同种异体骨–髌腱–骨组织移植重建前交叉韧带36例临床分析. 中国运动医学杂志，2008，27（3）：275–279.

29. 张晋，冯华，洪雷. 无移位半月板桶柄样撕裂的诊断与可修复性判断. 中国运动医学杂志，2008，27（5）：593–596.

30. 冯华，张辉，张晋. 关节镜下膝关节后外复合体重建的实验研究. 中华关节外科杂志（电子版），2009，3（2）：45–49.

31. Feng H, Zhang H, Wang XS, et al. The "lateral gutter drive-through" sign: an arthroscopic indicator of acute femoral avulsion of the popliteus tendon in knee joints. Arthroscopy, 2009, 25(12): 1496–1499.

32. 张晓健，鲁谊，张菁. 关节镜下治疗 Mason Ⅱ型桡骨头骨折围手术期的护理. 中华现代护理杂志，2009，15（32）：3390–3391.

33. 刘颖，张菁. 关节镜下半月板修复术后的康复护理. 进修护士杂志，2009，24（17）：1603–1604.

34. 魏艳红，张晋，张菁. 关节镜下治疗 16 例股骨髋臼撞击症患者的康复护理. 中华护理杂志，2009，44（12）：1073–1074.

35. 冯华，张辉，洪雷. 半月板移植的早期临床疗效分析. 中华骨科杂志，2010，30（4）：351–356.

36. 吴关，冯华，洪雷. 半月板桶柄样撕裂修补失效原因分析. 中华骨科杂志，2010，30（2）：182–187.

37. 刘心，张辉，冯华. 下肢应力像评价膝关节后向不稳定临床研究. 中国运动医学杂志，2010，29（3）：264–267.

38. 张辉，冯华，洪雷. 后十字韧带单束重建联合小切口切开腘腓韧带重建治疗严重膝关节不稳定. 中华骨科杂志，2010，30（4）：369–375.

39. 张晋，冯华，洪雷. 外旋拨号试验和步态分析评估膝关节后外旋转不稳定. 中华骨科杂志，2010，30（3）：249–254.

40. 张晋，冯华，周敬斌. 膝关节后交叉韧带合并后外复合体损伤重建术后的步态分析. 中国运动医学杂志，2010，29（3）：260–263.

41. 张辉，洪雷，王雪松. 膝关节创伤性多发韧带损伤中后外复合体重建的临床疗效. 中华创伤骨科杂志，2010，12（4）：308–313.

42. 李旭，冯华. 前交叉韧带与膝关节本体感觉. 中华外科杂志，2010，48（15）：1183–1186.

43. 张爽，李悦，张菁. 后交叉韧带、后外复合体重建术后的"渐进式"康复护理. 中华现代护理杂志，2010，16（17）：2046–2048.

44. 季鑫，张晋，张菁. 采用改良 Weaver-Dunn 手术治疗肩锁关节脱位跳跃式的疗效和康复护理. 中华现代护理杂志，2010，16（30）：3693-3695.

45. 刘颖，张菁. 关节镜辅助治疗儿童复发性髌骨脱位的康复护理. 护士进修杂志，2010，25（12）：1096-1098.

46. 鲁楠，张菁. 护士对医护合作的满意度及其相关因素分析. 护理管理杂志，2010，10（9）：619-621.

47. 石新春，赵娟，张菁. 三联手术治疗复发性髌骨脱位后康复训练的效果. 中华现代护理杂志，2010，16（19）：2323-2324.

48. 王迪，张晋，张菁. 应用肱骨近端锁定钢板治疗肱骨近端骨折的康复护理. 中华现代护理杂志，2010，16（14）：1709-1710.

49. 张菁. 心理干预对慢性踝关节外侧不稳定患者术后康复护理的影响. 中华现代护理杂志，2010，16（2）：194-195.

50. Feng H, Zhang H, Hong L. Femoral peel-off lesions in acute posterolateral corner injuries: Incidence, classification and clinical characteristics. Arthroscopy, 2011, 27(7): 951-958.

51. 魏艳红，王雪松，张晋. 关节镜下髋臼盂唇损伤修补术患者的康复护理. 中华现代护理杂志，2011，17（7）：810-812.

52. 周春英，朱以明. 关节镜下肱二头肌长头腱切断固定术的康复护理. 中华现代护理杂志，2011，17（22）：2664-2667.

53. 张爽，张晋. 应用关节镜治疗保守治疗无效的钙化性肩袖肌腱炎患者的康复护理. 中华现代护理杂志，2011，17（24）：2872-2874.

54. 鲁楠，张爽，李悦. 膝关节前交叉韧带重建术后患者功能康复认知和康复依从性的调查. 中华现代护理杂志，2011，17（24）：2868-2870.

55. 胡雨，张爽. 多发韧带术后异位骨化患者围手术期的护理. 中华现代护理杂志，2011，17（31）：3787-3789.

56. 李悦，孟静，张爽. 肩关节镜辅助治疗肱骨大结节骨折的护理. 中华现代护理杂志，2011，17（34）：4182-4183.

57. 冯华. 拓展前交叉韧带损伤的研究领域. 中华创伤骨科杂志，2012，14（12）：1013-1015.

58. 刘蕊，张爽，鲁楠. 7 例人工反球肩关节置换术的护理. 中华护理杂志，2012，47（8）：685-687.

59. 刘颖，张爽. 关节镜下喙锁韧带重建治疗肩锁关节脱位术后的护理. 护士进修杂志，2012，27（18）：1676-1678.

60. 张爽，王秋勉，周春英. 膝关节前交叉韧带损伤患者自我效能水平对术后膝关节功能恢复的影响. 中华护理杂志，2012，47（4）：332-333.

61. 张菁，周春英，张爽. Watson-Jones 法手术治疗慢性踝关节外侧不稳定患者的康复护理. 护士进修杂志，2013，28（7）：613-614.

62. 张晓婕，鲁楠，张爽. 膝关节镜术后本体感觉功能减退患者的康复护理. 护理研究，2013，27（4B）：1013.

63. 周春英，鲁楠，张爽. 膝关节脱位患者行韧带重建术的围手术期护理. 解放军护理杂志，2013，30（24）：56-58.

64. 冯华，姜春岩. 实用骨科运动损伤临床诊断. 2 版. 北京：人民军医出版社，2012.

65. 刘晓华，俞瑾，夏惠芝. 不稳定型锁骨远端骨折缝合锚固定术后的康复治疗. 中国康复医学杂志，2008，23（9）：794-798.

66. 刘晓华，陶莉，彭瑛. 人工肱骨头置换术后的肩关节康复治疗. 中华物理医学与康复杂志. 2004，26（10）：607-609.

67. 程张静，薛喆，张爽. 股骨远端旋转截骨术与传统术式对于髌骨关节不稳定治疗快速康复护理的效果观察. 中国运动医学杂志，2017，36（12）：1100-1102.

68. 马子君，张爽，鲁楠. 加速康复外科在关节镜下半月板损伤修复围术期护理中的应用. 骨科，2018，9（5）：400-405.

69. 季鑫，周春英，张爽，等. 会阴保护方法在预防髋关节镜术中压力性损伤的应用效果. 骨科，2019，10（6）：555-558.

70. 鲁楠，朱丽，刘倩. 关节镜手术患者静脉血栓评估及预防措施的应用现状. 中国运动医学杂志，2020，39（2）：152-157.

71. 姜春岩. 慢性肩关节疼痛的诊断与治疗. 中华全科医师杂志，2011，10（11）：776-780.

72. Zhu YM. Treatment of proximal humeral fracture with a proximal humeral nail. JSES, 2010, 19(2): 297-302.

73. Zhu YM, Lu Y, Wang MY, et al. Treatment of proximal humeral fracture with a proximal humeral nail. J Shoulder Elbow Surgery, 2010, 19(2): 297-302.

74. 蔡丽飞，曹学军. 下肢矫形器在运动损伤中的应用现状. 中国康复理论与实践，

2010，1（16）：42–43.

75. Lu Y, Wang MY, Zhu YM, et al. Complications of the locking plate for displaced proximal humeral fractures. Chi Med J (Engl), 2010, 123(19): 2671–2675.

76. 朱以明，姜春岩，王满宜，等. 不同固定方法置换人工肱骨头后关节稳定性的生物力学比较. 中国组织工程研究与临床康复，2010，14（39）：7221–7225.

77. 鲁谊. 组织移植治疗巨大肩袖损伤的现状. 中华创伤骨科杂志，2009，12：1181–1182.

78. 苏晓静. 关节镜下缝合锚钉修复肩袖损伤患者的护理. 中国实用护理杂志，2008，8（7）：21–22.

79. Jiang CY, Wang MY, Rong GW. Proximally based conjoined tendon transfer for coracoclavicular reconstruction in the treatment of acromioclavicular dislocation. JBJS, 2007, 89(11): 2408–2412.

80. Jiang CY, Zhu YM, Wang MY. Biomechanical comparison of different pin configurations during percutaneous pinning for the treatment of proximal humeral fractures. J Shoulder Elbow Surgery, 2007, 16(2): 235–239.

81. 蔡秀萍. 外展功能重建术的护理. 中华手外科杂志，2006，3（4）：55.

82. 王琦. 自制外展枕在全髋关节置换术后的临床应用观察. 现代护理，2006，12（4）：162.

83. 李敏杰，王予彬. 现代康复支具在运动创伤治疗中的应用. 中国运动医学杂志，2003，3（22）：200–203.

84. 马如娅. 护理技术. 北京：人民卫生出版社，2002：104.

85. 沈阳. 关节假体置换术后并发症预防及康复指导. 护理学杂志，2002，7（3）：69.

86. 范清宇. 矫形器在骨科临床康复领域中的应用进展. 现代康复，2001，9（5）：5–7.

87. 孙磊，姬文平，战永安，等. 支具治疗. 中国矫形外科杂志，2000，9（7）：934–935.

88. 临床医学编辑委员会. 中国医学百科全书. 上海：上海科学技术出版社，1997：2494.